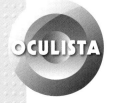 OCULISTA 編集企画にあたって…

　日本の総人口は 2008 年をピークに減少に転じ，出生率と移民率の低さから高齢者の割合は総人口の 28.7％にまで増加した(2020 年)．世界保健機関は 65 歳以上を高齢者と定義しているが，日本老年学会と日本老年医学会は 65〜74 歳を「准高齢者」，75 歳以上を「高齢者」とし，中でも 90 歳以上を「超高齢者」と呼ぶべきと提言している．

　周知のように本邦は平均寿命世界第 1 位の長寿大国である．しかし，健康で自立して生活できる期間(健康寿命)は男性で約 9.1 年，女性で約 12.7 年も平均寿命より短い．眼科医療は一部を除き生命予後に直接影響を与えるものではない．しかし，視機能の改善・維持により認知症発症や転倒・骨折による寝たきりを予防できることが多くの疫学研究で示唆されている．その意味で，眼科治療は高齢者の生活の質(QOL)向上のみならず，健康寿命の延伸に貢献できると言えよう．近年，「アイフレイル」なる新しい概念が誕生した．これは見えにくくなる前の“なんとなくおかしい”と表現されるごく軽微な目の異常で，もしこの時期に何らかの介入や啓発が行われ何らかの疾患(眼疾患とは限らない)の発症を予防できれば眼科医療の社会貢献は多大なものとなるであろう．

　しかし，健康増進・健康教育といった公衆衛生プログラムが機能してもこの流れに乗り切れない人たちもいる．そのような人たちは一般に医療・保健へのアクセスも悪く，本人の訴えもあまり強くないことが予想され，症状がかなり進行した状態になってはじめて眼科医療機関を訪れるであろう．また，認知機能や理解度も一般成人に比べ低く，患者自身の意思決定能力に限界があるかもしれない．このような場合は，患者本人のみならず家族等の同居人，時には介護スタッフの意向も吟味する必要性がある．

　今回のオクリスタでは眼科各専門分野のエキスパートの先生方に高齢者眼科診療の問題点とマネージメント法について論じていただいた．眼科医があまり興味を示さないロービジョンサービスについては視能訓練士や看護師の方々にも興味ある内容となっているので，是非周りのパラメデイカルの方々にもお勧めしていただきたい．また，全身麻酔での加療が必要となる患者がいるようなら，入院や全身麻酔によるせん妄・転倒リスクをキーパソンの方に説明していただいたうえで高齢者専門医療機関にご紹介していただけると幸いである．

2021 年 7 月

小野浩一

KEY WORDS INDEX

梅屋 玲子
（うめや れいこ）

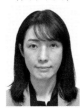

1998年	東京女子医科大学卒業
2000年	順天堂大学医学部附属順天堂医院眼科，専攻医
2010年	順天堂東京江東高齢者医療センター眼科，専攻医
2013年	同，助手

加藤 亜紀
（かとう あき）

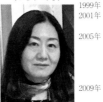

1998年	名古屋市立大学卒業 同大学眼科入局
1999年	常滑市民病院眼科
2001年	東海産業医療団中央病院眼科
2005年	名古屋市立大学大学院修了 同大学眼科，研究員 ロンドン大学眼科研究所，研究員
2009年	名古屋市立大学大学院医学研究科視覚科学，助教
2015年	同，講師

堀 寛爾
（ほり かんじ）

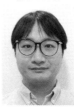

2006年	順天堂大学卒業 同大学医学部附属順天堂医院，臨床研修医
2008年	同大学眼科入局，助手
2013年	同大学大学院修了 同大学眼科，助教
2014～18年	理化学研究所発生・再生科学総合研究センター，客員研究員
2019年	順天堂大学眼科，准教授 国立障害者リハビリテーションセンター病院，眼科医長

小沢 洋子
（おざわ ようこ）

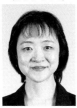

1992年	慶應義塾大学卒業 同大学眼科学教室入局
1997年	同，助手
1998年	東京都済生会中央病院眼科，網膜硝子体フェロー
2001年	慶應義塾大学生理学教室国内留学
2005年	同大学眼科学教室，助手
2008～20年	同，専任講師
2009年	同教室網膜細胞生物学研究室，チーフ（兼任）
2016～17年	Schepens Eye Research Institute (Harvard Medical School) Visiting Scholar（兼任）
2020年	聖路加国際病院眼科，部長 同大学，研究教授 慶應義塾大学眼科学教室，特任准教授（兼任）

庄司 拓平
（しょうじ たくへい）

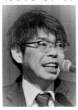

2002年	防衛医科大学校卒業 同大学病院，初任実務研修医
2004年	陸上自衛隊大久保駐屯地眼官・千原眼科，医員
2008年	防衛医科大学校病院，専門研修医
2010年	行定病院眼科，医長
2012年	埼玉医科大学眼科，講師
2016年	米国UCSDハミルトン緑内障センター，客員研究員
2019年	埼玉医科大学眼科，准教授

盛 崇太朗
（もり そうたろう）

2013年	神戸大学卒業
2015年	加古川西市民病院眼科
2016年	神戸大学病院眼科，医員 同大学大学院医学研究科入学
2020年	同科了了，医学博士

小野 浩一
（おの こういち）

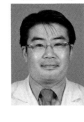

1996年	名古屋市立大学卒業 順天堂大学眼科学教室入局
1999年	ロンドン大学眼科研究所 Community Eye Health 修了
2006年	ジョンズ・ホプキンス大学公衆衛生学大学院卒業，世界保健機関インターン
2010年	順天堂東京江東高齢者医療センター，准教授
2019年	同，先任准教授

高比良雅之
（たかひら まさゆき）

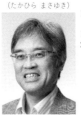

1988年	金沢大学卒業 同大学眼科入局
1993年	アメリカミシガン大学眼科，研究員
1996年	金沢大学眼科，助手
2005年	同，講師

山口 敬介
（やまぐち けいすけ）

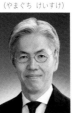

1993年	順天堂大学卒業 同大学医学部附属順天堂医院外科，臨床研修医
1995年	同大学麻酔科学講座，助手
1999～2001年	米国デューク大学麻酔留学
2002年	東京都済生会中央病院麻酔科，医員
2007年	順天堂大学医学部麻酔科学・ペインクリニック講座，准教授
2013年	同，先任准教授
2015年	順天堂東京江東高齢者医療センター麻酔科・ペインクリニック，先任准教授
2018年	同，教授

鳥山 浩二
（とりやま こうじ）

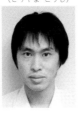

2007年	愛媛大学卒業
2010年	同大学眼科入局
2013年	松山赤十字病院眼科
2015年	愛媛県立中央病院眼科
2016年	愛媛大学眼科
2020年	同大学大学院医学系研究科修了 松山赤十字病院眼科

吉田 健也
（よしだ けんや）

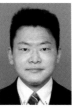

2011年	東邦大学卒業
2013年	昭和大学眼科学講座入局
2014年	同大学横浜市北部病院眼科，助教
2015年	同大学藤が丘リハビリテーション病院眼科，助教
2016年	今給黎総合病院眼科
2017年	昭和大学江東豊洲病院眼科，助教
2020年	同大学藤が丘リハビリテーション病院眼科，助教

超高齢者への眼科診療
―傾向と対策―

編集企画／順天堂東京江東高齢者医療センター先任准教授　小野浩一

Monthly Book
OCULISTA

編集主幹／村上 晶　高橋 浩　堀 裕一

CONTENTS

No.101 / 2021.8 ◆目次

「OCULISTA」とはイタリア語で眼科医を意味します．

前付 *5*

Monthly Book
OCULISTA
オクリスタ

2021.**3**月増大号
No.
96

眼科診療ガイドラインの活用法

編集企画　白根雅子　しらね眼科院長
2021年3月発行　Ｂ５判　156頁
定価5,500円(本体5,000円＋税)

目次

活用法のほかにも,
簡単な概要や**制作時の背景**,
現状の問題点なども含めて
解説された眼科医必携の
増大号特集です!

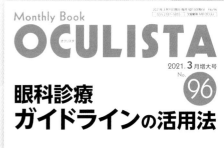

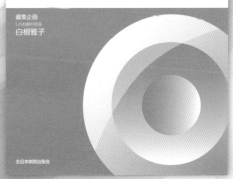

全日本病院出版会
www.zenniti.com

〒113-0033 東京都文京区本郷 3-16-4　Tel:03-5689-5989
Fax:03-5689-8030

MB OCULI. No. 101：1－8, 2021

特集／超高齢者への眼科診療―傾向と対策―

高齢眼科受診者の特徴と健康寿命

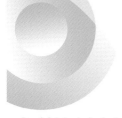

OCULISTA

梅屋玲子*

Key Words： 高齢者(older adults)，視覚障害(visual impairment)，フレイル(frailty)，サルコペニア(sarcopenia)，認知症(dementia)

Abstract：高齢化社会に伴い視覚障害を有する高齢者が増え続けると予想される．高齢者視覚障害の主要な原因は加齢性眼疾患で，白内障・緑内障・加齢黄斑変性症が代表疾患である．さらに視覚障害と関連する全身の問題に，認知症や転倒・骨折がある．特に認知症患者は見えにくさの訴えが少ないため眼科受診が遅れる．またフレイルの観点から，高齢者の視覚障害は，身体的・社会的・精神心理的要素のすべてに影響を及ぼすため，早期介入治療が必要である．白内障手術をはじめとした適切な眼科治療を行うことにより視機能が改善すると，転倒リスクの低下にもつながる．さらには視機能の維持は運動機能の確保につながりサルコペニアの予防にも働く．患者，家族，介護者，眼科医がお互い積極的にかかわることで，高齢者視覚障害の予防・早期発見につながり，健康寿命の延伸に期待できる．

はじめに

2020年7月，厚生労働省により2019年の本邦の平均寿命は男性81.41歳，女性87.45歳と発表され，女性は7年連続，男性が8年連続で過去最高を更新した[1]．さらに出生数の減少[2]も加わり急速な高齢化が進行している．2019年10月での65歳以上人口は，3,589万人となり，総人口に占める割合(高齢化率)も28.4%となっている[1]．加齢に伴う感覚器や脳神経系の老化は，高齢者の生活に多くの障害をもたらす．感覚器官から脳への情報入力，理解や判断といった情報処理，さらに運動・発話・嚥下等の出力は，どの要素もすべて高齢者の健康維持や認知症予防に重要である．特に視覚障害は，個人はもちろん，社会に与える影響も大きい[3]．Beaver Damスタディの縦断的デー

タによると，難聴，視覚障害，嗅覚障害等の加齢に伴う感覚障害のある人は，10年間で認知障害を発症する可能性が2倍になるとの報告がある[4]．本稿では高齢者眼科受診者の特徴とともに，比較的新しい概念であるフレイル，サルコペニアにも触れ，眼科医療が果たす役割について解説したい．

高齢眼科受診者の特徴

1．高齢者の定義と状況

2017年に日本老年学会・日本老年医学会から出された「高齢者の定義と区分に関する提言」では，「現在の高齢者は，10～20年前と比較して，若返り現象がみられている」として，65～74歳を「准高齢者」，75歳以上を「高齢者」，90歳以上を「超高齢者」としている[5]．2019年10月1日での「65～74歳人口」は1,740万人，総人口に占める割合は13.8%．「75歳以上人口」は1,849万人，総人口に占める割合は14.7%で，65歳～74歳人口を上回っている．2065年には，約2.6人に1人が65歳以

* Reiko UMEYA，〒136-0075　東京都江東区新砂3-3-20　順天堂東京江東高齢者医療センター眼科，助手

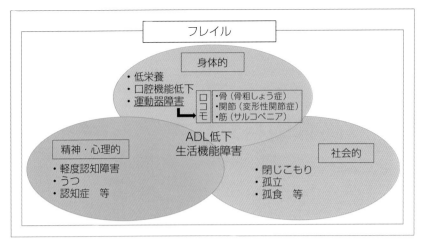

図 1. フレイル

（文献 11 より改変）

上，約 3.9 人に 1 人が 75 歳以上と推計されている[1]．

　健康上の問題がない状態で日常生活が制限されることなく自立して生活できる期間のことを健康寿命というが，男性が 72.14 年，女性が 74.79 年となっている（2016 年時点）[6]．

　要支援や要介護状態にならずに生活する期間を長くすること，つまり健康寿命を延ばし平均寿命との差を小さくすることは医療費削減や家族の介護離職防止にもつながる重要課題である．

2．高齢者の視覚障害

　日本における失明の原因疾患は，第 1 位緑内障（28.6%），2 位網膜色素変性症（14.0%），3 位糖尿病網膜症（12.8%），4 位黄斑変性（8.0%）となっている[7]．視覚障害者の半数は 70 歳以上であり[8]，70 代以降では緑内障が最も多く，80 代以降は緑内障に次いで黄斑変性の割合が多いと報告されている[9]．視機能の回復または進行抑制が困難な疾患が高齢者に多く占められているといえる．

3．視覚障害とフレイル・サルコペニアとの関連
1）フレイルとは

　「高齢者において生理的予備能が少しずつ低下し健康障害を起こしやすくなっているが，適切な介入・支援により，生活機能の維持向上が期待される状態」のことで，健常から要介護に移行する途中の段階ともいわれている．海外の老年医学用語の「虚弱」，「老衰」，「衰弱」，「脆弱」を意味する「frailty（フレイルティ）」を語源として作られた言葉で，日本では「正しく介入すれば戻る」という意味合いを強めるため「フレイル」という共通の日本語訳にするよう日本老年医学会が 2014 年 5 月に提唱した[10]．フレイルには，図 1 に示したように，「身体的要素」，「精神・心理的要素」，「社会的要素」の 3 つの要素がある[11]．また，フレイルの定義としては Fried らのものが有名で，①体重減少，②筋力（握力）の低下，③主観的疲労感，④身体能力（歩行速度）の減弱，⑤日常生活活動量の減少のうち 3 項目が当てはまればフレイルとし，1〜2 項目が当てはまる場合はフレイル前段階として定義付けをした[12]．この評価法は，Cardiovascular Health Study で最初に用いられたことから CHS 基準と呼ばれており，日本版 CHS 基準（J-CHS 基準）も作成され妥当性も検証されている[13]．改訂版を表 1 に示す[14]．

＜フレイルと眼疾患＞

　視機能障害を伴う眼疾患は，基本的 ADL（activities of daily living）の低下，手段的 ADL（instrumental activities of daily living：IADL）の低下，転倒・骨折，認知機能障害，貧困，施設入所，入院等といったフレイルに関連するアウトカムと関連しうる[15]．フレイルの「社会的要素」にあたる社会参加の関連については，「見え方」が良い人ほど会やグループへの参加が増え，「見え方」が悪いとスポーツや趣味等，身体活動を伴う活動が減ることが報告されている[16]．

表 1. フレイル診断基準

項　目	評価基準
体重減少	6 か月で，2 kg 以上の(意図しない)体重減少
筋力低下	握力：男性＜28 kg，女性＜18 kg
疲労感	(ここ 2 週間)わけもなく疲れたような感じがする
歩行速度	通常歩行速度＜1.0 m/秒
身体活動	①軽い運動・体操をしていますか？ ②定期的な運動・スポーツをしていますか？ 上記 2 つのいずれも「週に 1 回もしていない」と回答
3 項目以上に該当：フレイル 1〜2 項目に該当：プレフレイル 該当なし：健常	

(文献 14 より改変)

2) サルコペニアとは

サルコペニアはギリシャ語で「筋肉」を意味するサルコ(sarx)，「喪失」を意味するペニア(penia)を組み合わせてサルコペニアという名称となり，高齢期にみられる骨格筋量の低下と筋力もしくは身体機能(歩行速度等)の低下により定義される[17]．フレイルは広範囲の要素を持つ「加齢に伴う機能低下」を意味するのに対し，サルコペニアは「筋肉の量が減少していく現象[18]」を指す．サルコペニアが進行すると転倒，活動度低下が生じ，フレイルを進行させ要介護状態につながる可能性が高くなる．すなわち，サルコペニアはフレイルの 1 つの重要な要因である[11]．

＜サルコペニアと眼疾患＞

サルコペニアによる筋肉量低下，筋力低下は身体活動の減衰や運動器症候群(ロコモティブシンドローム)と関連する．Inoue らは 1 週間における身体活動を行う日数および時間を質問する IPAQ (international physical activity questionnaire)日本語版と，視覚関連 quality of life(QoL)との間で有意な関連が認められたこと，およびロコモティブシンドロームの具体的な評価指標である GLFS-25(25-question geriatric locomotive function scale)が，視覚関連 QoL ならびに女性，年齢の増加，および全身の併存疾患と有意な関連が認められたことを報告した[19]．つまり，視機能の維持は身体活動や運動機能の確保につながる可能性がある．

サルコペニア，フレイル，ロコモティブシンドロームはオーバーラップする点があり，どの概念も高齢者の身体機能低下や健康寿命の延伸につながる重要な概念である．Xue らはさらに，フレイル診断基準となった項目同士は相互的に悪循環を形成することを示し，これを "Cycle of Frailty" と呼んでいる[20]．改変したものを図 2 に示す．この図を見ると視機能障害は，歩行速度低下，活動性低下，バランス障害，転倒・外傷，移動困難といった項目に深くかかわるため，フレイル，サルコペニアに関連する重要な因子として認識されていくと思われる．

視覚障害と認知症

視覚障害と高齢者の認知症との関係を調査した研究を挙げる．米国では 2,051 人を 5.6 年追跡中，視覚障害は認知症のリスク増加と独立して関連していたと報告している(hazard ratio(HR)＝1.32, 95% confidence interval(CI)：1.02-1.71)．この研究では，聴覚障害との合併者も認知症のリスクが高いという結果を示している[21]．日本でも視覚と聴覚の両障害があると，認知症発生のハザードを高めるという報告がある[22][23]．英国での認知症集団における大規模調査においては，視覚障害の有病率は介護施設に住む人々で非常に高く，また視覚障害者のほぼ 50% は眼鏡で矯正可能であり，白内障手術でさらに矯正可能であったとの報告がある[24]．以下，疾患別に認知症との関係を挙げる．

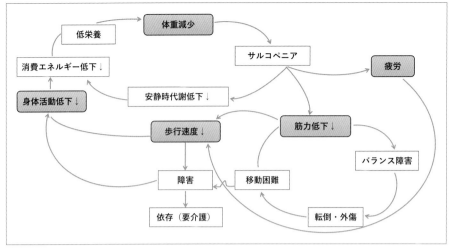

図 2. フレイルサイクル

（文献 20 より改変）

1．白内障と認知症
1）診断と治療に関する問題

　認知症患者は診断・治療を受けるチャンスが少ない．米国では，メディケア患者のなかで10年間の経過中白内障と診断され，白内障手術を受けた患者は，認知症のない患者で43.8％に対し，認知症患者では16.7％に過ぎなかった[25]．英国でも同様に，認知症患者は白内障の診断や治療を受ける機会が少ないと報告されている[26]．この理由には，患者本人の見えにくさの訴えが少ないこと，認知症の高齢者を白内障手術に紹介する傾向が少ないこと，手術の安全性に関し懸念があること，治療への同意が困難であること等々が考えられる．誰が治療責任を負うかによって意思決定の結果が異なる可能性があるケースでは，個人が決定する精神的能力を持っている間に意思決定を下すことが望ましいと示唆する報告もある[24]．

2）白内障手術と認知機能の関係

　認知症のない患者の白内障手術では，片眼だけの手術よりも両眼手術後のほうが視機能と生活の質のスコア（vision-related quality of life（VRQoL））が改善することが前向き研究で示されている[27]ため，白内障手術はフレイル予防に影響を及ぼすといえる．白内障手術が認知機能障害にどう影響するか，本邦の藤原京アイスタディでは，白内障手術既往は，視力と独立して軽度認知機能障害（mild cognitive impairment：MCI）が有

意に少なかったことが明らかになった（odds ratio（OR）＝0.79，95％ CI：0.64-0.97）[28]．また，Ishiiらは，認知症患者でも白内障手術によって視覚関連QoLを大幅に改善し，認知障害と抑うつ精神状態も改善したと報告[29]している．一方で，認知機能の改善はみられなかったという報告もある[30]．

2．緑内障と認知症

　米国での保険データを用いた14年間のデータベースでは，68歳以上の開放隅角緑内障患者において緑内障がない群と比べて，アルツハイマー型認知症発症との関係は明らかではなかった（HR＝0.91，95％ CI：0.88-0.93）[31]．アジアでもいくつかの報告がある．緑内障の重症度と認知症発症をみた台湾データベースでの報告では，特に関連が認められなかった（HR＝0.961，95％ CI：0.886-1.043，p＝0.3443）[32]が，韓国のデータベースでは，開放隅角緑内障とアルツハイマー型認知症発症増加と関連を認めたと報告がある（HR＝1.403，95％ CI：1.180-1.669，p＜0.001）[33]．認知機能の低下は，視野検査の信頼性の低下，特に偽陰性率の上昇とMD（mean deviation，mean defect）値の過大評価に関連するため，緑内障患者の視野障害進行の評価では認知症のスクリーニングとモニタリングも重要である[34]．また巧緻運動障害等により点眼方法が遵守できない場合や，有水晶体眼で落屑症候群や閉塞隅角緑内障を併発している症例では手術加療も考えねばならない場合もある．

3．加齢黄斑変性症と認知症

Tsai らの後ろ向きコホートでは AMD（age-related macular degeneration）患者が AMD のない患者と比較してアルツハイマー型認知症の発症リスクが高いことを示した（aHR＝1.44, 95% CI：1.26-1.64）[35]．Lee らも，AMD がアルツハイマー型認知症の高い発症リスクと関連していると報告している（aHR：1.50，95% CI：1.25-1.81）[36]．

4．認知症患者の手術治療

認知症患者では術後に違和感から目をこする，圧迫する等の行為がみられるため，創の縫合や術後の保護ゴーグル，ミトンの使用を配慮する必要がある．さらに高齢者は脊椎疾患による仰臥位困難例も多くなるためその点で難易度が高くなる症例もある．また，術中の体動が予測できない症例では，局所麻酔下での手術は困難かつ危険なため，全身麻酔下での手術も選択肢に入れる必要がある．高齢者の全身麻酔の術後合併症については他稿に譲るが，実際当院で認知症のために全身麻酔下で白内障手術を施行し，術後誤嚥性肺炎を併発した例を経験している．手術の適応については慎重に考慮する必要がある．

認知症高齢者の白内障は核硬化の進行例，チン小帯脆弱および断裂，成熟白内障，過熟白内障，浅前房，散瞳不良，落屑症候群等が増加し，手術の難易度が高くなる．

緑内障症例では，認知症患者は 1 人で来院できないため，術後通院困難になることが懸念され手術に踏み切ることに躊躇する．コントロール困難の落屑症候群の続発緑内障に対し，選択的レーザー線維柱帯形成術（selective laser trabeculo-plasty：SLT）で 31.6% の眼圧下降率が得られたという報告[37]もあり治療方法の候補に挙げられる．また病型的に適応があれば低侵襲緑内障手術（minimally invasive glaucoma surgery：MIGS）も近年広まっており，特に白内障同時手術も行う症例では検討の余地がある．

視覚障害と転倒

転倒の危険因子にはさまざまあるが，生物学的要因のなかで，視覚障害は転倒および転倒関連傷害の重要な危険因子である．入院患者の視覚障害と転倒リスクの関連を調査したものでは，年齢，性別，転倒の既往，歩行補助具の使用を調整後，視覚障害は転倒の独立した因子（OR：13.9，95% CI：1.0004-194.41）だったと報告がある[38]．高齢視覚障害者において加齢性眼疾患と転倒の関連が指摘される重要疾患は，白内障，緑内障，加齢黄斑変性症が挙げられるため，以下に取り上げる．

1．白内障と転倒

白内障は手術により治療可能であり，介入が転倒予防に関連するため非常に重要であるといえる．Ivers らによる，The Blue Mountains Eye Study にて後嚢下白内障を有する白内障患者はそうでない患者と比べ転倒による大腿骨骨折リスクが約 5 倍であったとされている[39]．手術介入により転倒リスクが変化したかをみた報告もある．Schwartz らは，患者 23 人の前向き研究で白内障手術後 18 人（78%）に姿勢の安定性が大幅に改善され，転倒のリスクが減ったと報告している[40]．また，70 歳以上の女性において初回白内障手術までの手術待機時間が短いと，コントロールに比べ転倒リスクが有意に低下したというランダム化比較試験での報告もある（rate ratio（RR）＝0.66，95% CI：0.45-0.96）[41]．アメリカ-イギリス老年医学会の高齢者転倒予防ガイドラインではどちらか片眼の白内障手術は早めの介入をするべきとしている[42]．

2．緑内障と転倒

緑内障と転倒との関連では，障害された視野との関連で報告がある．中心視野と周辺視野ではより周辺視野欠損が転倒との関連が強いとの報告や（OR＝1.06，95% CI：1.01-1.10）[43]，下方の視野障害と転倒[44]との関係も報告されている（RR＝1.57，95% CI：1.06-2.32）．

3．加齢黄斑変性症と転倒

オーストラリアの横断研究において，70歳以上の女性のAMDではコントロール群と比べて約2.64倍有意に転倒しやすかった[45]．AMD患者に転倒既往を聴取した調査では，視力障害とコントラスト感度の低下が有意に転倒と転倒による怪我に関連していた[46]．

おわりに

視覚障害は転倒リスクの増加や，うつ病，社会的孤立につながり[16][47][48]，フレイルのアウトカムの最終結果としての死亡率上昇にもつながりうる．海外報告では，米国のメディケアのデータベースを用いた研究で，白内障手術をした群は手術していない群と比べて死亡率が低かったという報告[49]や，The Blue Mountains Eye Study で49歳以上の白内障患者や49〜74歳のAMD患者は死亡率が増加していたという報告[50]がある．

近年本邦において視覚障害の予防，早期発見を促す事業として「アイフレイル」をキーワードとした取り組みが動き始めている．視覚障害の可逆性は限られているが，早期介入により障害の進行を遅らせ，視機能を維持することで健康寿命の延伸効果が期待できる．

文　献

1) 内閣府：令和2年版高齢社会白書．
   https://www8.cao.go.jp/kourei/whitepaper/
   w-2020/html/zenbun/s1_1_1html.
2) 内閣府：令和2年版少子化社会対策白書．
   https://www8.cao.go.jp/shoushi/shoushika/
   whitepaper/measures/w-2020/r02webhonpen/
   html/b1_s1-1-2html.
3) Roberts CB, Hiratsuka Y, Yamada M, et al：
   Economic cost of visual impairment in Japan.
   Arch Ophthalmol, **128**：766-771, 2010.
4) Fischer ME, Cruickshanks KJ, Schubert CR, et
   al：Age-Related Sensory Impairments and Risk
   of Cognitive Impairment. J Am Geriatr Soc, **64**：
   1981-1987, 2016.
5) 高齢者に関する定義検討ワーキンググループ：高
   齢者の定義と区分に関する提言．
   https://jpn-geriat-soc.or.jp/proposal/indexhtml#
   definition 2017.
6) 厚生労働省：令和2年版厚生労働白書—令和時代
   の社会保障と働き方を考える—．
   https://www.mhlw.go.jp/wp/hakusyo/kousei/19/
   dl/1-01pdf.
7) Morizane Y, Morimoto N, Fujiwara A, et al：
   Incidence and causes of visual impairment in
   Japan：the first nation-wide complete enumera-
   tion survey of newly certified visually impaired
   individuals. Jpn J Ophthalmol, **63**：26-33, 2019.
8) Yamada M, Hiratsuka Y, Roberts CB, et al：
   Prevalence of visual impairment in the adult
   Japanese population by cause and severity and
   future projections. Ophthalmic Epidemiol, **17**：
   50-57, 2010.
9) 若生里奈，安川　力，加藤亜紀ほか：日本におけ
   る視覚障害の原因と現状．日眼会誌，**118**：495-
   501，2014.
10) 日本老年医学会：フレイルに関する日本老年医学
   会からのステートメント．
   https://jpn-geriat-soc.or.jp/proposal/indexhtml#
   frailty 2014.
11) 鈴木隆雄：日本における介護予防とフレイル．日
   サルコペニア・フレイル会誌，**2**：6-12，2018.
12) Fried LP, Tangen CM, Walston J, et al：Frailty
   in older adults：Evidence for a phenotype. J
   Gerontol a-Biol, **56**：M146-M156, 2001.
13) Satake S, Shimada H, Yamada M, et al：Preva-
   lence of frailty among community-dwellers and
   outpatients in Japan as defined by the Japanese
   version of the Cardiovascular Health Study cri-
   teria. Geriatr Gerontol Int, **17**：2629-2634, 2017.
14) Satake S, Arai H：The revised Japanese version of
   the Cardiovascular Health Study criteria(revised
   J-CHS criteria). Geriatr Gerontol Int, **20**：992-993,
   2020.
15) 日本サルコペニア・フレイル学会：フレイル診療
   ガイド．
   http://jssf.umin.jp/clinical_guidehtml.
16) Yoshida Y, Hiratsuka Y, Kawachi I, et al：Asso-
   ciation between visual status and social partici-
   pation in older Japanese：The JAGES cross-
   sectional study. Soc Sci Med, **253**：112959, 2020.
   Summary 日本人高齢者22,291人の「見え方」と

社会参加の関連について調べた文献.

17) 日本サルコペニア・フレイル学会：サルコペニア診療ガイドライン 2017 年版の CQ とステートメント.
http://jssfuminjp/jssf_guideline2017html.

18) 厚生労働省：e-ヘルスネット健康用語辞典. 生活習慣病予防のための健康情報サイト.
https://wwwe-healthnetmhlwgojp/information/dictionary/exercise/ys-087html.

19) Inoue S, Kawashima M, Hiratsuka Y, et al：Assessment of physical inactivity and locomotor dysfunction in adults with visual impairment. Sci Reports, **8**：12032, 2018.

20) Xue QL, Bandeen-Roche K, Varadhan R, et al：Initial manifestations of frailty criteria and the development of frailty phenotype in the Women's Health and Aging Study II. J Gerontol A Biol Sci Med Sci, **63**：984-990, 2008.

21) Hwang PH, Longstreth WT Jr., Brenowitz WD, et al：Dual sensory impairment in older adults and risk of dementia from the GEM Study. Alzheimers Dement(Amst), **12**：e12054, 2020.

22) Maruta M, Tabira T, Sagari A, et al：Impact of sensory impairments on dementia incidence and symptoms among Japanese older adults. Psychogeriatrics, **20**：262-270, 2020.

23) Mitoku K, Masaki N, Ogata Y, et al：Vision and hearing impairments, cognitive impairment and mortality among long-term care recipients：a population-based cohort study. BMC Geriatr, **16**：112, 2016.

24) Bowen M, Edgar DF, Hancock B, et al：The Prevalence of Visual Impairment in People with Dementia(the PrOVIDe study)：a cross-sectional study of people aged 60-89 years with dementia and qualitative exploration of individual, carer and professional perspectives. In：Health Services and Delivery Research. Southampton(UK), NIHR Journals Library, 2016.

25) Pershing S, Henderson VW, Bundorf MK, et al：Differences in Cataract Surgery Rates Based on Dementia Status. J Alzheimers Dis, **69**：423-432, 2019.

26) Goldacre R, Yeates D, Goldacre MJ, et al：Cataract Surgery in People with Dementia：An English National Record Linkage Study. J Am Geriatr Soc, **63**：1953-1955, 2015.

27) Shekhawat NS, Stock MV, Baze EF, et al：Impact of First Eye versus Second Eye Cataract Surgery on Visual Function and Quality of Life. Ophthalmology, **124**：1496-1503, 2017.

28) Miyata K, Yoshikawa T, Morikawa M, et al：Effect of cataract surgery on cognitive function in elderly：Results of Fujiwara-kyo Eye Study. PLoS One, **13**：e0192677, 2018.

29) Ishii K, Kabata T, Oshika T：The impact of cataract surgery on cognitive impairment and depressive mental status in elderly patients. Am J Ophthalmol, **146**：404-409, 2008.

30) Elliott AF, McGwin G Jr., Owsley C：Vision-enhancing interventions in nursing home residents and their short-term effect on physical and cognitive function. J Am Geriatr Soc, **57**：202-208, 2009.

31) Ou Y, Grossman DS, Lee PP, et al：Glaucoma, Alzheimer Disease and Other Dementia：A Longitudinal Analysis. Ophthalmic Epidemiol, **19**：285-292, 2012.

32) Kuo FH, Chung JF, Hsu MY, et al：Impact of the Severities of Glaucoma on the Incidence of Subsequent Dementia：A Population-Based Cohort Study. Int J Environ Res Public Health, **17**：2426, 2020.

33) Moon JY, Kim HJ, Park YH, et al：Association between Open-Angle Glaucoma and the Risks of Alzheimer's and Parkinson's Diseases in South Korea：A 10-year Nationwide Cohort Study. Sci Rep, **8**：1161, 2018.

34) Raman P, Ching YK, Sivagurunathan PD, et al：The Association Between Visual Field Reliability Indices and Cognitive Impairment in Glaucoma Patients. J Glaucoma, **28**：685-690, 2019.

35) Tsai DC, Chen SJ, Huang CC, et al：Age-Related Macular Degeneration and Risk of Degenerative Dementia among the Elderly in Taiwan A Population-Based Cohort Study. Ophthalmology, **122**：2327-2335, 2015.

36) Lee CS, Larson EB, Gibbons LE, et al：Associations between recent and established ophthalmic conditions and risk of Alzheimer's disease. Alzheimers Dement, **15**：34-41, 2019.

37) Goldenfeld M, Geyer O, Segev E, et al：Selective laser trabeculoplasty in uncontrolled pseudoexfoliation glaucoma. Ophthalmic Surg Lasers Imag-

ing, **42**：390-393, 2011.

38）Kasuga T, Aruga F, Ono K, et al：Visual impairment as an independent risk factor for falls in hospitalized patients. Can J Ophthalmol, **52**：559-563, 2017.

39）Ivers RQ, Cumming RG, Mitchell P, et al：Visual risk factors for hip fracture in older people. J Am Geriatr Soc, **51**：356-363, 2003.

40）Schwartz S, Segal O, Barkana Y, et al：The effect of cataract surgery on postural control. Invest Ophthalmol Vis Sci, **46**：920-924, 2005.

41）Harwood RH, Foss JE, Osborn F, et al：Falls and health status in elderly women following first eye cataract surgery：a randomised controlled trial. Br J Ophthalmol, **89**：53-59, 2005.

42）Kenny RAM, Rubenstein LZ, Tinetti ME, et al：Summary of the Updated American Geriatrics Society/British Geriatrics Society Clinical Practice Guideline for Prevention of Falls in Older Persons. J Am Geriatr Soc, **59**：148-157, 2011.

43）Freeman EE, Munoz B, Rubin G, et al：Visual field loss increases the risk of falls in older adults：The salisbury eye evaluation. Invest Ophthalmol Vis Sci, **48**：4445-4450, 2007.

44）Black AA, Wood JM, Lovie-Kitchin JE：Inferior Field Loss Increases Rate of Falls in Older Adults with Glaucoma. Optom Vis Sci, **88**：1275-1282, 2011.

45）Szabo SM, Janssen PA, Khan K, et al：Older women with age-related macular degeneration have a greater risk of falls：A Physiological Profile Assessment study. J Am Geriatr Soc, **56**：800-807, 2008.

46）Wood JM, Lacherez P, Black AA, et al：Risk of falls, injurious falls, and other injuries resulting from visual impairment among older adults with age-related macular degeneration. Invest Ophthalmol Vis Sci, **52**：5088-5092, 2011.

47）Ivers RQ, Cumming RG, Mitchell P, et al：Visual impairment and falls in older adults：The Blue Mountains eye study. J Am Geriatr Soc, **46**：58-64, 1998.

48）Chia EM, Mitchell P, Ojaimi E, et al：Assessment of vision-related quality of life in an older population subsample：The Blue Mountains Eye Study. Ophthalmic Epidemiol, **13**：371-377, 2006.

49）Tseng VL, Yu F, Lum F, et al：Cataract Surgery and Mortality in the United States Medicare Population. Ophthalmology, **123**：1019-1026, 2016.

50）Cugati S, Cumming RG, Smith W, et al：Visual impairment, age-related macular degeneration, cataract, and long-term mortality：the Blue Mountains Eye Study. Arch Ophthalmol, **125**：917-924, 2007.

MB OCULI. No. 101 : 9 – 13, 2021

特集／超高齢者への眼科診療―傾向と対策―

薬剤耐性菌を考慮した
前眼部感染症マネージメント

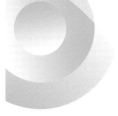

鳥山浩二*

Key Words : 高齢者(old patients)，感染性結膜炎(infectious conjunctivitis)，感染性角膜炎(infectious keratitis)，薬剤耐性(antimicrobial resistance)，経験的治療(empiric therapy)

Abstract : 高齢者では眼瞼や涙道・涙液等の異常に伴って眼表面のバリア機能や自浄機能が低下しており，前眼部感染症に罹患する頻度が高い．結膜炎の起炎菌はキノロン系抗菌薬に耐性を持つことが多いため，微生物学的検査を行わず，empiric にキノロン系抗菌点眼薬で治療にあたることは好ましくない．また生理的な眼脂や眼瞼・涙道等の眼付属器感染からくる眼脂等の頻度も高く，これらに対し抗菌点眼薬を漫然と使用することは効果がないだけでなく薬剤耐性化を招くため，眼脂の原因を的確に鑑別する必要がある．感染性角膜炎は速やかな治療が必要な疾患だが，高齢者では認知症，ADL の低下や同居親族がいないことによる受診困難等，肉体的・社会的事情によって受診が遅れ，重症化することがしばしばある．治療に際しては点眼の自己管理困難や，長期入院加療による認知症の進行や ADL 低下等，特有の問題もあり個々の症例に応じた対応が必要になる．

はじめに

　高齢者では結膜弛緩や導涙ポンプ機能の低下により涙液の排出力が低下し，若年者と比較し涙液による眼表面のクリアランス機能が低下している．またマイボーム腺機能不全やドライアイに伴う涙液の不安定性，眼瞼内反等による機械的刺激によって組織のバリア機能も破綻しやすい．これらの変化により病原微生物は侵入・定着しやすくなるため，高齢者では必然的に眼感染症に罹患する頻度が高くなる．また慢性的な眼脂や硝子体注射時の減菌目的等で抗菌点眼薬の使用を繰り返すことによって，眼表面の常在細菌叢が撹乱されている例も多く，薬剤耐性菌の感染がしばしば問題となる．本稿では高齢者の前眼部感染症診療の考え方につき結膜炎・角膜炎を中心に述べる．

* Koji TORIYAMA，〒790-8524　松山市文京町 1
松山赤十字病院眼科

高齢者の細菌性結膜炎

1．高齢者の眼脂

　眼脂は結膜炎の主症状だが，眼脂があるからといって結膜炎であるとは限らない．正常眼でも微量な眼脂は分泌されており，特に高齢者では先に述べた通り眼表面のクリアランス機能が低下しているため眼脂が滞留しやすい．就寝時には涙液の基礎分泌が減り，さらにクリアランスが悪くなるため起床時の眼脂を訴える高齢者は多い．このような例に漫然と抗菌点眼薬を処方しても薬剤耐性化を招くのみなので，必ず病的な眼脂か否かを鑑別する必要がある．一般的に起床時のみ眼脂が付着しており日中は出ないものについては，病的意義はないと考えて良い．

　病的眼脂であると判断した場合，次にその原因を鑑別する．高齢者に限った話ではないが，眼脂の原因はドライアイ，アレルギー性，ウイルス性，

細菌性と多彩であり，鑑別するうえで眼脂の性状は有力な情報である．ドライアイによる眼脂は白血球を含まないため半透明な粘液性眼脂である．アレルギー性でも粘液性眼脂がみられるが，色調は白色であることが多い．ウイルス性ではリンパ球主体の水っぽい半透明の漿液性眼脂を呈することが多く，細菌性では好中球主体の黄白色の粘液膿性眼脂がみられる．

細菌性結膜炎が疑われた場合は，積極的に眼脂の塗抹検鏡・培養検査を行う．塗抹検鏡は簡便で迅速性に優れ，診断的価値も高い．ディフクイック染色では白血球の種類を観察することで好中球優位であれば細菌性，リンパ球優位であればウイルス性，好酸球を認めればアレルギー性といった具合に，1つの検査で結膜炎の原因を鑑別することが可能である．細菌性を強く疑う場合はグラム染色が有用で，染色性と形態から起炎菌をある程度推定でき，正確な empiric therapy を選択することが可能となる．また高齢者の細菌性結膜炎では耐性菌が起炎菌となっていることも多い．初期治療が奏効しなかった際に速やかに軌道修正するためにも薬剤感受性は非常に重要な情報である．たかが結膜炎と考えず，初診時に必ず培養まで行っておくことが望ましい．

2．起炎菌と薬剤感受性

細菌性結膜炎は乳幼児と高齢者に多くみられる疾患だが，主要な起炎菌は年代によって異なる．乳幼児はインフルエンザ菌や肺炎球菌が多いのに対し，高齢者では眼表面の常在菌であるブドウ球菌やコリネバクテリウムの割合が圧倒的に高い．ブドウ球菌はいずれの世代でも起炎菌となりうるが，高齢者ではメチシリン耐性黄色ブドウ球菌（methicillin-resistant *Staphylococcus aureus*：MRSA）やメチシリン耐性コアグラーゼ陰性ブドウ球菌（methicillin-resistant coagulase negative *Staphylococci*：MRCNS）等の薬剤耐性菌にも注意が必要である．コリネバクテリウムは病原性が低い結膜嚢の常在菌と考えられていたが，近年は高齢者結膜炎の代表的起炎菌として認知されるよ

うになってきている．キノロン系抗菌薬の作用部位である2つのDNA合成酵素，DNAジャイレースとトポイソメラーゼⅣのうち後者を持たないため，キノロン系薬剤に対し高度耐性化しやすく，実際に眼表面から分離されるコリネバクテリウムでは高いキノロン耐性率が報告されている[1]．さらにメチシリン感受性CNS（MSCNS）においてもキノロン耐性化が進んでおり，加茂らの報告によるとMSCNSのキノロン系抗菌薬への感受性は小児＞成人＞高齢者と年齢を重ねるほど低下しており，高齢者では70％未満であった[2]．これらを踏まえると高齢者の細菌性結膜炎に対し，現在最も眼科領域で汎用されているキノロン系抗菌点眼薬を第一選択薬として用いるのは好ましくないことがわかる．コリネバクテリウムや，MRSA・MRCNS以外のブドウ球菌についてはセフェム系に良好な感受性を示し，これらが起炎菌の大半を占めるため，セフメノキシムは高齢者結膜炎のempiric therapy における第一選択として適しているといえる．MRSA・MRCNSにおいては多剤耐性を獲得していることが多く，有効な市販眼科用剤としてはクロラムフェニコール点眼とバンコマイシン眼軟膏に限られる．バンコマイシン眼軟膏は用事申請が必要な薬剤で，速やかな使用ができないため，まずはクロラムフェニコール点眼で治療にあたるのが良い．ただしクロラムフェニコールの抗菌力はあまり強くないため，しばしば十分な治療効果が得られない症例も経験する．そのような際はバンコマイシン眼軟膏やバンコマイシンの自家調整点眼に切り替える必要がある．

3．他疾患との鑑別

膿性眼脂は結膜炎だけではなく，角膜・眼瞼・涙道等，他の眼表面および眼付属器の感染症においてもみられる．当然といえば当然のことだが，角膜は別として眼瞼・涙道についてはとかく見落とされることが多く，結膜充血と膿性眼脂を診たら即，感染性結膜炎と診断してしまいがちである．これら眼付属器の感染症は高齢者で頻度が高く，点眼治療のみではなかなか治癒しないため，

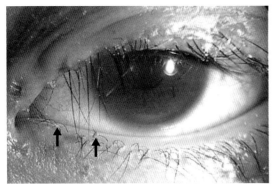

図 1. ブドウ球菌性眼瞼炎
眼瞼縁の皮膚びらん，滲出物付着，睫毛根部の
collarette（矢印）を認める．

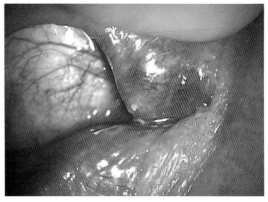

図 2. 涙小管炎
涙点からの膿逆流，涙点・涙小管部の強い充血，
腫脹を認める．

しばしば慢性結膜炎として抗菌点眼薬を長期間使用されていることがある．漫然とした抗菌薬投与は薬剤耐性化を招くため，高齢者の膿性眼脂を診たら眼付属器にも注意を向け，以下に挙げる疾患との鑑別を行う必要がある．

1）ブドウ球菌性眼瞼炎

眼瞼縁におけるブドウ球菌の慢性感染症で，多くの場合結膜炎も伴う．眼瞼縁の発赤，びらん，滲出物の付着，睫毛根部のフケ状の付着物（collarette）等が特徴的な所見である（図1）．抗菌点眼薬のみの治療では一時的な眼脂の軽減しか得られず，中止とともにすぐに再増悪する．治療の基本は眼瞼清拭による清潔ケアで，抗菌薬を用いる際は眼瞼への移行性の良いテトラサイクリン，マクロライド系抗菌薬の内服を行うのが良い．

2）慢性涙囊炎

涙道の閉塞に伴う流涙の訴えがあれば比較的診断は容易だが，ドライアイを伴っている場合は症状がマスクされることもある．涙点周囲や内眼角に眼脂の貯留が目立つ場合は積極的に疑い涙管通水検査を行う．閉塞が認められた場合は不要な抗菌点眼薬の使用は避け，速やかに涙道加療が可能な施設への紹介を検討する．

3）涙小管炎

涙小管内での慢性感染により菌石が形成され，多量の膿性眼脂をきたす．難治性の結膜炎として加療されている例が非常に多い疾患である．涙点からの膿逆流，涙点の拡張や腫脹，涙小管周囲の強い充血等がみられた場合は本症を疑う（図2）．

涙管通水検査では通水可能であることが多いが，検査時に強い疼痛を訴える．涙点・涙小管の圧迫により菌石が排出されれば確定診断できる．治療は菌石の除去が必須で，涙点切開・涙小管圧迫による逆行性の排出か，涙道内視鏡による鼻腔側への排出を行う．

高齢者の感染性角膜炎

1．患者背景

若年者の感染性角膜炎の原因は圧倒的にコンタクトレンズが多いのに対し，高齢者における原因は複雑で多岐にわたる．高齢者はすでに何らかの眼疾患に罹患している頻度が高く，種々の点眼薬使用や，眼瞼，涙道・涙液の異常等に伴い，冒頭で述べた通り眼表面の自浄機能やバリア機能が障害されており，眼局所での免疫能が低下している．また全身的にも糖尿病をはじめ，悪性腫瘍・自己免疫疾患等，さまざまな全身疾患において疾患自体または治療薬等の影響により免疫機能の低下をきたし，易感染性を助長することで角膜感染のリスクが高まる．さらに高齢者では ADL の低下や認知症等の影響で，発症から受診までの期間が長くなりがちで初診時にはすでに重症化している例もしばしば遭遇する（図3）．この傾向は家族等が近くにいない独居高齢者で特に強い．筆者らの施設で行った75歳以上の後期高齢者の感染性角膜炎54例における解析では，80%以上の患者が何らかのリスクファクターを有しており，眼局所要因としては角膜移植後およびステロイド点眼使

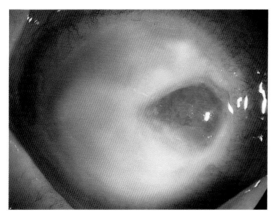

図 3. 高齢者の重症感染性角膜炎
88歳，女性．独居高齢者．発症から初診までの期間は不明．
角膜の融解が著明であり，保存的治療で何とか治癒したが眼球癆となった．

表 1. 高齢者の感染性角膜炎における誘因

誘因	n(%)
眼局所	
角膜移植後	15(27.8)
水疱性角膜症	7(13.0)
外傷	6(11.1)
ステロイド点眼使用	15(27.8)
その他	2(3.7)
全身	
認知症	8(14.8)
糖尿病	7(13.0)
ステロイド全身投与	2(3.7)
誘因なし　または　不明	10(18.5)

（文献 3 より引用改変）

表 2. 障害高齢者の日常生活自立度

生活自立	ランクJ	何らかの障害等を有するが，日常生活は自立しており自力で外出する (1) 交通機関等を利用して外出する (2) 隣近所へなら外出する
準寝たきり	ランクA	屋内での生活は概ね自立しているが，介助なしには外出しない (1) 介助により外出し，日中はほとんどベッドから離れて生活する (2) 外出の頻度が少なく，日中も寝たり起きたりの生活をしている
寝たきり	ランクB	屋内での生活は何らかの介助を要し，日中もベッド上での生活が主体であるが坐位を保つ (1) 車椅子に移乗し，食事・排泄はベッドから離れて行う (2) 介助により車椅子に移乗する
	ランクC	1日中ベッド上で過ごし，排泄・食事・着替において介助を要する (1) 自力で寝返りを打つ (2) 自力では寝返りも打たない

用が最も多く，全身的要因としては糖尿病，認知症が多くみられた[3]（表1）．居住形態は独居が31例（57.4％）と最も多く，家族等の同居者がいるものは19例（35.2％），施設入居者は4例（7.4％）であった．年齢別にみると75歳以上85歳未満の高齢者群では57.6％の患者に同居者がいたが，85歳以上の超高齢者群では同居者がいた患者は23.8％であった．障害高齢者の日常生活自立度（表2）を用いたADL評価では，生活自立している患者は高齢者群では81.8％であるのに対し，超高齢者群は52.4％と約半数の患者が準寝たきりもしくは寝たきりの状態であった．また年齢と病巣

サイズおよび最終logMAR視力には正の相関が認められ，高齢になるほど角膜炎が重症化していることがうかがえた[3]．これはひとえに，独居者の増加や，ADLの低下によって，より高齢になるにつれ角膜炎発症後の受診が遅れやすいことが影響していると推察され，昨今の高齢化・独居高齢者の増加を鑑みると，今後高齢者の重症角膜炎に遭遇する頻度が高まってくると思われる．

2．起炎菌

本邦で行われた感染性角膜炎全国サーベイランスによると，コンタクトレンズが誘因となる若年者ではグラム陰性菌が多いのに対し，高齢者ではグラム陽性菌の割合が高かった[4]．一方，80歳以上の患者ではグラム陰性菌の割合が増加していた．グラム陰性菌で最多の起炎菌は若年者でも高齢者でも緑膿菌だが，若年者の緑膿菌がコンタクトレンズ由来であるのに対し，高齢者の緑膿菌感染は涙道閉塞が誘因となっていることが多い．涙道閉塞は年齢とともに増加する疾患であるため，より高齢になると緑膿菌感染のリスクが増加するものと思われる．後期高齢者を対象とした筆者らの検討においても最多の起炎菌は緑膿菌であり，次いで黄色ブドウ球菌・肺炎球菌・モラクセラが多かった[3]．これら4菌種は1996年の秦野の論文においても細菌性角膜炎の4大起炎菌として挙げられている[5]．当時はまだコンタクトレンズによる角膜感染が急増する前であり，高齢者が主な対象患者だったことを考えると，昔も今も主要な起炎菌は大きく変化していないことがわかる．薬剤

感受性は角膜炎由来のグラム陰性菌は一般に耐性菌の頻度は少ないが，グラム陽性菌では一定頻度で耐性菌に遭遇するため注意が必要である．先にも述べた通り高齢者では抗菌点眼薬の長期使用により結膜嚢の常在細菌叢の菌交代減少が起こっている頻度が高い．また眼科通院歴がなくても，他科の通院歴や手術歴を持つ高齢者は結膜嚢から薬剤耐性菌が検出される頻度が高いことも報告されている[6]．筆者らの検討においても検出された黄色ブドウ球菌4株のうち3株がMRSAであり，肺炎球菌4株のうち1株がペニシリン耐性肺炎球菌であった．またキノロン耐性コリネバクテリウムも2例から検出されており，培養で検出されたグラム陽性球菌12株のうち半数の6株は薬剤耐性菌という結果であった[3]．高齢者の感染性角膜炎から塗抹検鏡でグラム陽性菌が検出された際は，耐性菌を考慮したempiric therapyを検討する必要がある．その際は眼科通院歴や，直近の他科の通院・手術歴等の病歴を聴取することも重要である．

3．治療における注意点

高齢者だからといって治療の基本的な考え方は変わらない．すなわち，患者背景・臨床所見から起炎菌を推定し，微生物学的検査による同定を行い，感受性のある抗菌点眼薬を選択するというステップを踏むことが最も重要である．しかし高齢者特有の問題も存在する．高齢者では手技的問題や回数・種類の把握が困難等の理由で自己点眼が不可能な患者が一定数存在する．施設入所者や，同居家族がいる場合はそちらに依頼することもできるが，先に挙げたように独居高齢者が多いのが現状であり，自宅での管理が困難な例も多い．そのような症例では基本的に入院加療が必要になるが，重症例も多いため入院期間が長くなりがちでありADLの低下や認知症の進行が懸念され，症例によっては早期に眼球内容除去等の外科的治療を選択したほうが良い場合もある．さらに高度の認知症や入院時せん妄等で入院治療継続が困難な例もあり，そのようなケースではソーシャルワーカーの介入も必要となる．また高齢者は眼表面疾患や緑内障点眼の長期使用，糖尿病や眼瞼の異常等，種々の要因により角膜上皮の創傷治癒が不良であることも多く，感染治癒後も遷延性上皮欠損に陥りやすい．漫然と抗菌薬の頻回点眼を続けていると薬剤毒性によりさらに創傷治癒が遅延するため，感染の鎮静化を的確に見極め速やかに点眼薬を減量・中止することも重要である．

文　献

1) Eguchi H, Kuwahara T, Miyamoto T, et al：High-level fluoroquinolone resistance in ophthalmic isolates belonging to the species *Corynebacterim macfinleyi*. J Clin Microbila, **46**：527-532, 2008.

2) 加茂純子，村松志保，赤澤博美ほか：感受性からみた年齢別眼科領域抗菌薬選択2018．新しい眼科，**37**：484-489，2020.
   Summary　角膜炎，結膜炎246例から分離された菌630株の薬剤感受性につき年齢別に調査した文献．

3) Toriyama K, Suzuki T, Shiraishi A：Characteristics of infectious keratitis in old and very old patients. J Ocul Pharmacol Ther, **34**：565-569, 2018.

4) 感染性角膜炎全国サーベイランス・スタディグループ：感染性角膜炎全国サーベイランス―分離菌・患者背景・治療の現状―．日眼会誌，**110**：961-972，2006.

5) 秦野　寛：細菌性角膜炎．眼科，**38**：567-573，1996.

6) 星　最智，卜部公章：白内障術前患者における結膜嚢常在細菌の保菌リスク因子．あたらしい眼科，**28**：1313-1319，2011.

MB OCULI. No. 101：14−20, 2021

特集／超高齢者への眼科診療─傾向と対策─

超高齢者への白内障手術戦略

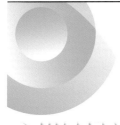

吉田健也*1　西村栄一*2

Key Words： 白内障手術(cataract surgery)，認知症(dementia)，生活の質(QOL)，日常生活機能(ADL)

Abstract：近年の高齢社会白書を紐解くと，年を追うごとに平均寿命を超えている 90 歳以上の人口は上昇している．加齢に伴い，成熟白内障やチン小帯脆弱といった手術難易度を上昇させる因子が上昇してくるが，その他にも全身合併症や認知症を有する場合が増えることにも留意する必要がある．外来受診時には歩行状態を始めとした動作状況を確認したうえで，問診を通して理解力の状態を把握し認知症の進行度も推定する．全身合併症については，必要に応じて適宜主治医と情報共有のうえ連携をとる．白内障手術難易度の高い例，例えば核硬度が高い，視認性が悪い，チン小帯脆弱を有する例については状況に応じて器具等を準備したうえで手術を施行する．

　　近年，白内障手術を受けたことによる，日常生活の質の変化や認知症の改善効果の可能性等が報告されており，視覚 QOL の改善や認知症の改善に有効である．

はじめに

　令和 2 年度版高齢社会白書によると，日本の総人口に占める 65 歳以上の割合は 28.7%，75 歳以上の割合は 14.9% である[1]．65〜74 歳までの年代は准高齢者，75〜89 歳を高齢者，平均寿命を超えた 90 歳以上の人口が超高齢者と定義されるが[2]，高齢者の人口は 1950 年以降一貫して上昇を示している．

　高齢者の白内障手術における問題点としては，高血圧，糖尿病，脳血管障害，心疾患等の全身合併症を有する割合が増えること，認知症の合併を有する割合が増えること，さらに白内障手術難易度が上がることによる合併症リスクの上昇等が挙げられる．白内障はすべての人に起こりうる疾患

であるので，超高齢者世代の手術も当面は高まり続けると想定され対応が必要である．そして，近年白内障手術の実施に伴い患者の日常生活動作が改善するという報告や認知機能にも良い影響を与えたとの報告がある[3]〜[7]．

　本稿では高齢者の白内障手術に関する特性と周術期の管理および手術の注意点，および術前後での生活の質の改善や認知機能の改善の効果について，以前我々が行った検討も紹介しながら述べてみる．

術前診察の際における注意点と準備
─術前の評価と準備─

1．外来受診時

　患者が診察室に入る際の様子から評価を開始することが重要となる．歩行状態，車いすを使用しているか，麻痺の有無，亀背等の所見に注意しながら患者の動作状況を確認する．次に問診を行い患者自身の理解力を把握する．①受診理由を説明

*1 Kenya YOSHIDA, 〒227-8518　横浜市青葉区藤が丘 2-1-1　昭和大学藤が丘リハビリテーション病院眼科，助教
*2 Eiichi NISHIMURA, 同，教授

表 1. 転倒・転落アセスメント・スコアシート

分類	特徴（危険因子）	点数	分類	特徴（危険因子）	点数	分類	特徴（危険因子）	点数	分類	特徴（危険因子）	点数
年齢	□0〜50歳未満	0	既往	□転倒転落をしたことがある	2	精神的機能障害	□意識混濁	0	薬剤	□鎮痛剤	1
	□50〜60歳未満	0		□失神けいれん脱力発作をしたことがある	0		□見当識障害	1		□麻痺	2
	□60〜70歳未満	1	身体的機能障害	□視力障害	1		□認知症	0		□睡眠剤	2
	□70〜80歳未満	2		□聴力障害	1		□判断力理解力注意力低下	2		□向精神薬	1
	□80〜90歳未満	1		□麻痺	0		□不穏行動	1		□降圧・利尿剤	2
	□90歳以上			□ふらつき	3		□混乱	0		□血糖降下剤	1
疾患名	内臓疾患（癌以外）	2		□しびれ	0		□夜間せん妄	0		□浣腸緩下剤	1
身体状態	□手術後	1		□筋力の低下	2	活動状態	□車椅子，杖，歩行器の使用	3		□抗がん剤	1
	□発熱	2		□骨関節の異常			□移動時介助	3		□抗血小板・抗凝固剤	1
	□貧血	2		□めまい	1		□姿勢の異常	0		□多剤併用	1
	□不眠			□歩行障害			□足腰の筋力低下		排泄	□頻尿	0
							□付属品あり（点滴類，胃管，ドレーン）	2		□夜間トイレに起きる	3
										□トイレ介助	2
										□尿，便失禁がある	1
										□排泄行動に時間がかかる	0
										□ポータブルトイレの併用	0

評価スコアの合計
0〜7：危険度Ⅰ：転倒・転落の可能性がある．
8〜19：危険度Ⅱ：転倒・転落を起こしやすい．
20以上：危険度Ⅲ：転倒・転落をよく起こす．

できる，②既往歴，投薬歴を説明できる等の点が評価の参考になる．また，会話のやり取りを行うことで聴力低下についても大まかに把握することができる．既往歴の評価については後述する．次に，診察の場面において，細隙灯顕微鏡に顔が乗せられるかどうかを確認する．これは術前後の診察と，術前の眼軸長測定等の検査の場面においても重要となる．

問診のなかで，患者に理解力低下があると推定される場合，特に手術を決定するような重要な場面では，本人に加えて家族へも併せて説明を行い，同意を得る．理解力低下が著しく意思疎通が困難な場合には手術適応は家族と十分に話し合ったうえで判断するのが望ましい．意思疎通が困難で，細隙灯顕微鏡の顎台への頭位固定も難しい場合，また家庭や入所中の施設で不穏が強く暴れてしまうというような履歴がある場合は全身麻酔下の手術を計画する．麻酔法の選択法については後述する．

当院では手術が決定したら，外来看護師が患者と家族に情報用紙の記入を依頼し，そのうえで生活背景や全身合併症，転倒の有無，不眠，物忘れの有無と程度，入院時の不安事項について再度聴取している．認知症，理解力低下がある場合は，

日帰り手術，入院期間の短縮，個室対応等について再度患者と家族に説明し，担当医師にフィードバックを行ったうえで，病棟スタッフと情報を共有している．

2．病棟入院時

当院では病棟入院時においても，情報用紙の内容を参照しながら看護師が患者および家族に問診を行い，患者情報用紙と転倒・転落アセスメント・スコアシートの記入を行う（表1）．その際，認知症や理解力の低下を認めた場合では家族介入によるナースコール指導の徹底や点眼指導，移動時の付き添い，食事のセッティング，与薬の管理について決定する．そして転倒・転落アセスメント・スコアシートにて精神的機能障害（意識混濁，見当識障害，認知症，判断力と理解力の低下，不穏行動，夜間せん妄）を認めた際は，転倒転落防止のための離床センサーの設置等を行っている．

高齢者の白内障手術特有の問題点と全身疾患既往

高齢者を対象とする手術の場合に生じる問題としては，全身合併症を有する割合が増えること，次に身体面の特性として瞼裂が狭く比較的眼球が小さい症例が多くなること，老人性後弯症に伴い仰臥位の体位維持が困難なこと，そして認知症等

によって理解力の低下を示す患者が多いこと等がある.

悪性腫瘍や膠原病等で免疫抑制を伴う治療中の場合には主治医と相談のうえ,手術のタイミングを考慮する.糖尿病の既往を有する場合であるが,高齢者糖尿病では重症低血糖が起こりやすく血糖コントロール目標が一般とは異なること,高血糖症状・低血糖症状が出にくくかつ非典型的であること等から[8],手術時は内科医との連携が必要である.

内科的疾患の既往歴だけでなく,整形外科的疾患の既往も超高齢者では多くみられる.腰椎圧迫骨折,変形性頸椎症・腰椎症等により脊椎後弯が強い状態(亀背)では手術台に横になるのに手間がかかる場合や,仰臥位保持が難しい事例もある.その際は頸部・腰部・膝下等にタオルや枕を緩衝材として挟みながら手術可能な体勢を整える必要がある.

加齢と白内障手術の難易度
―難易度の高い症例への対応―

中高年以上の年齢においては年齢が高くなるほど,白内障手術の難易度も上がるとされている.その理由として,核硬度が高いことや外傷や落屑症候群,チン小帯脆弱等の,白内障手術の難易度を上げる因子の頻度が高くなることが挙げられる[9].また,眼底からの徹照の低下と老人環等の角膜混濁により視認性が低下し,適切な大きさの前嚢切開が作製困難なことや,術中に水晶体嚢の形状維持が難しいこと等も挙げられる.適切な前嚢切開が作製されなかった場合では,生じた前嚢亀裂から後嚢破損へと拡大してしまうリスクがある[10].視認性が悪い場合は前嚢染色を行い確実に前嚢切開を完成させることを心がける.核破砕の際は症例に応じて手術装置の設定を調整しながら乳化吸引を行う.併せて角膜内皮障害予防のためソフトシェル法を使用する.

当院の既報では,認知症患者や後期高齢者では高度に進行した手術の難度が高い白内障が多く,

チン小帯断裂を起こした例は90例のうち2例(2%)あった.そのうち1例は認知症が疑われる症例で,成熟白内障の症例であった[7].

また,硝子体の液化が強い場合は,infusion misdirection syndrome が生じ,後嚢の誤吸引により後嚢破損が生じる例がある.チン小帯脆弱を認めた際は,水晶体嚢の保持のために,カプセルエキスパンダーおよびカプセルテンションリングを使用する.

その他,瞼裂が狭く比較的眼球が小さい症例では,開瞼器を装着することすら困難な場合もあり,開瞼により患者は強い痛みを訴えてしまう場合もある.対策として,瞼裂の狭い高齢者の場合では外来にて点眼麻酔下に開瞼器を装着させ,一定の時間を仰臥位で我慢できるか試すのも1つの方法でもある.それでも厳しい場合は広い術野を確保する方法の1つに外眥切開(canthotomy)も選択肢の1つである[11].

認知症既往のある患者の白内障手術
―局所麻酔か全身麻酔か―

認知症の症状は「記憶障害・失行・失認」等の中核症状と,「焦燥・妄想・不安・心気・抵抗」等の行動・心理症状(behavioral and psychological symptoms of dementia:BPSD)に分類される.BPSD は個人差が非常に大きいが,手術時にはこれを見極めて適切な対応が必要となる.BPSD は術前と術中の理解力の評価に影響を及ぼすが,具体例としては細隙灯顕微鏡の台に顎が乗せられない,眩しがって眼底検査ができない,手術室に入りたがらない,手術中に立ち上がろうとしてしまう等の行動である.術前の外来診察時の様子でまず大まかに評価し,理解力低下が想定される場合は必要に応じて長谷川式簡易知能評価スケール(HDS-R)を併用し,理解力低下が重度でコミュニケーションが得られないような例では全身麻酔下にて両眼同時手術の施行も考慮する.その他 global deterioration scale(GDS)という,患者への面接と介護者の情報から認知症の程度を評価す

表 2. Global deterioration scale

Stage	分類名	Signs and symptoms
stage 1	No cognitive decline	認知機能低下なし
stage 2	Very mild cognitive decline	軽度の物忘れ
stage 3	Mild cognitive decline	仕事をするのに支障が出る
stage 4	Moderate cognitive decline	近似記憶が難しい
stage 5	Moderately severe cognitive decline	人名や住所がいえない 一人で生活できない
stage 6	Severe cognitive decline	配偶者の名前がわからない 季節がわからない 人格が変わったようにみえる 感情が抑えられない
stage 7	Very severe cognitive decline	言葉を発せない 食事・排泄に介助が必要

る国際的評価法がある（表2）．GDS は日常生活の問題点により7段階に分類を行う[12]．既報では stage 6～7 の認知症患者においては全身麻酔下での手術を推奨している[13]．しかし，患者により BPSD は異なってくるため，GDS による評価の通りにならない場合もある．妄想や攻撃性が強く，介護への抵抗を示す患者では全身麻酔での手術が避けられないと思われるが，不安や抑うつ症状が強い患者では声かけをまめに行うことにより局所麻酔下で行える例もあると思われる．コミュニケーションが困難で両眼の成熟白内障を示し，全身麻酔下で両眼の同時手術を施行した例を示す（図1）．

中には外来では応答がしっかりしていて認知症の徴候がなく，家族からも情報がなかったものの，手術室で不穏となる事例がある．局所麻酔の強化，鎮静剤使用でも安静を保てない場合は，麻酔科管理に委ねるか手術の延期が選択肢となりうる．

白内障手術による日常生活の質の向上と認知症改善への効果

白内障手術を受けたことによる，日常生活の質の変化や認知症の改善効果の可能性等が報告されている．Ishii らは白内障術後に QOL が向上するとともにうつスケールスコアや認知症スコアの改善が認められたことを報告している[14]．認知症スコアの改善については Tamura らは，認知症のあ

る白内障手術患者では術後に約60％の症例で HDS-R が向上したことにより認知症の改善を認めたと報告している[15]．

高齢者の視機能の低下と QOL の関係については，1990 年代より老人施設等でも実態調査が行われるようになってきた．介護老人保健施設に入所中の認知症高齢者を対象とした丸井らの報告では，改訂 HDS-R を用いた評価で「日時の見当識」や「場所の見当識」の向上がみられたと報告されている[6]．そして視機能が，認知機能や ADL，抑うつ症状，さらに QOL とも関連する研究も行われている．当院における，75 歳以上の後期高齢者50人を対象に，健康関連 QOL の検討を紹介する[7]．本研究では術前に全身合併症の有無および HDS-R を聴取した．さらに，白内障手術前後に視覚に関連した健康関連 QOL を測定し比較検討を行った．健康関連 QOL は術前後に NEI VFQ-25 日本語版に，より精度を上げるためにオプションで14の質問項目を追加した VFQ-39 を使用した．VFQ-39 は一般的健康感，一般的見え方，目の痛み，近見視力行動，遠見視力行動，運転，周辺視野，色覚，社会生活機能，自立，役割制限，心の健康の12の質問項目に分類されている．総合得点は「一般的健康感」を除く11の項目から「運転」，「色覚」，「周辺視野」，「目の痛み」を除いた7つの項目にて検討を行った．

VFQ-39 の結果は図2に示す通り，白内障手術によって「一般的健康感」「総合得点」は有意に改善

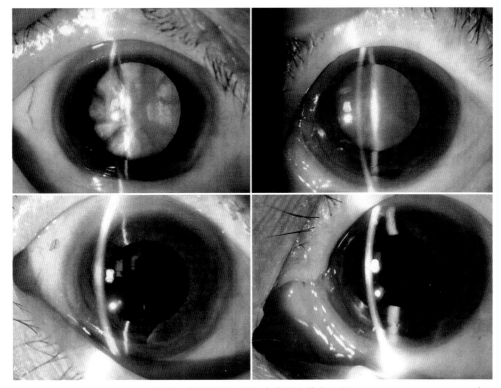

図 1. 高度な認知症と白内障を伴う 1 例

85 歳，女性．高度の認知症を認め，意思疎通困難．本例での GDS は stage 7 であった．入所中施設で不穏との情報もあった．術前視力右眼 10 cm/n. d.，左眼 m. m. 水晶体は右眼，左眼とも Emery-Little 分類 grade 4 の成熟白内障を認めた．全身麻酔下にて両眼同時に手術を施行した．術後視力は右眼 0.5(n. c.)，左眼 0.5(0.6)へ改善を認めた．

a：術前右眼前眼部写真
b：術前左眼前眼部写真
c：術後右眼前眼部写真
d：術後左眼前眼部写真

a	b
c	d

し，質問項目の 7 項目中 5 項目において有意な改善を示した．認知症疑い患者と認知症を認めない患者で比較すると，認知症を認めない患者では「一般的健康感」「総合得点」は有意に改善し，質問項目 7 項目中 5 項目において有意な改善を示した（図 3）．認知症疑い患者ではすべての項目においてスコアは改善したものの，有意差は認められなかった．日常生活動作の改善に関するアンケートでは 50 人中 36 人（72%）から回答が得られ，「テレビや新聞が見やすくなった」という回答が最も多く，続いて「明るくなった」「色がはっきり見えるようになった」という回答が多かった（図 4）．VFQ-39 総合得点は術前 68.8 点，術後 78.2 点と白内障手術によって有意に上昇した．

術後のアンケート調査では認知症患者で食事や歩行の介助が軽減し生活がしやすくなったという回答も得られ，全身状態が良好で，本人・家族の同意が得られるのであれば，白内障手術を施行することにより，後期高齢者の ADL，QOL の改善が期待できると考えられた．また認知症疑い患者では，外来診察時から患者の状況や理解力をよく観察し，家族ともよくコミュニケーションをとることで，入院，手術，術後点眼等が可能か，難しい場合は家族の協力がどれだけ得られるか等，術前の判断が非常に重要であると考えられた．

最後に

本稿では高齢者の白内障手術を施行するにあ

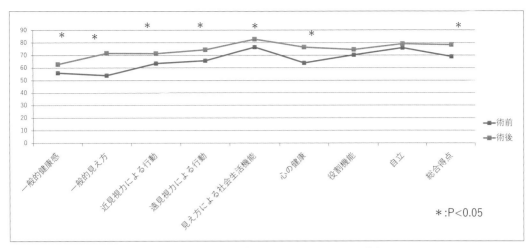

図 2. 白内障手術前後の VFQ-39 スコアの変化

（文献 7 より引用）

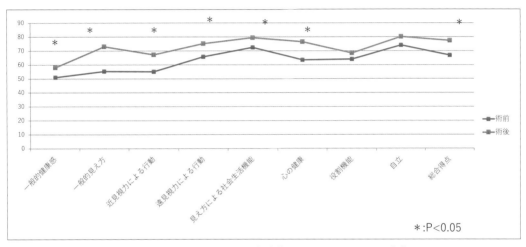

図 3. 認知症患者を除いた術前後の VFQ-39 スコアの変化

（文献 7 より引用）

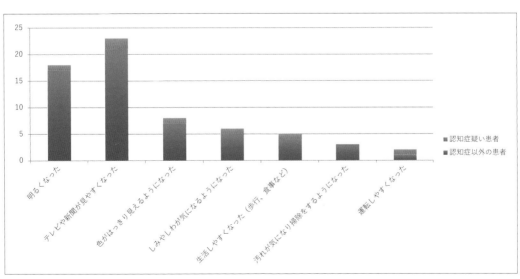

図 4. 白内障術後の日常生活動作の改善

（文献 7 より引用）

たっての戦略について概説した．高齢になるにつれて，手術難易度の高い症例が増加するのでそれらに対しての備えも重要であるが，複数の既往歴や認知症の程度も評価したうえで，術前後のサポートの体制を構築することも必要である．白内障手術前後のQOLを調査した各種報告では，白内障手術を施行することによりQOLとADLの向上が期待できると考えられる．

文　献

1) 総務省：資料 統計トピックス No.126. 統計からみた我が国の高齢者．
  (https://www.stat.go.jp/data/topics/pdf/topics126.pdf)
2) 荒井秀典：高齢者の定義について．日老医会誌，**56**：1-5，2019.
3) 西村栄一，千村幸子，鳥居直子：高齢者の白内障手術．眼科手術，**28**：235-238，2015.
4) 萱場幸子：高齢者に対する白内障手術の結果と問題点．眼紀，**48**：1315-1318，1997.
5) 平戸孝明：眼科疾患と認知症．老年精医誌，**21**：325-328，2010.
6) 丸井明美，堀内ふき：介護老人保健施設に入所している認知症高齢者の白内障手術に伴う視力改善の効果．日認知症ケア会誌，**5**：44-50，2006.
7) 油井千旦，西村栄一，早田光孝ほか：後期高齢者の白内障手術による視覚に関連した健康関連QOLの検討．IOL & RS，**31**：606-611，2017.
8) 荒木　厚，井藤英喜：「高齢者糖尿病診療ガイドライン2017」を踏まえた治療の要点と展望．日老医会誌，**55**：1-12，2018.
9) 永本敏之：高齢者の白内障手術の難易度．日老医会誌，**51**：326-329，2014.
10) 西村栄一，影山俊之，綾木雅彦ほか：大学病院における1万例以上の小切開超音波白内障手術統計術中合併症の検討．眼科，**45**：237-240，2003.
11) 寄井秀樹：ソフトアイ，外眥切開．ES Now illustrated イラストでみる今日の眼科手術　No.18眼科手術の基礎知識（大鹿哲郎，大橋裕一編）．pp.86-87，メジカルビュー社，東京，2002.
12) Cohen-Mansfield J, Reisberg B, Bonnema J, et al：Staging methods for the assessment of dementia：Perspectives. J Clin Psychiatry, **57**：190-198, 1996.
  Summary　現在報告されている認知症進行度のスコア化の方法についての総説．
13) Kumar CM, Seet E：Cataract surgery in dementia patients-time to reconsider anaesthetic options. Br J Anaesth, **117**：421-425, 2016.
  Summary　認知症の進行度分類と麻酔法の選択について示した論文．
14) Ishii K, Kabata T, Oshika T：The impact of cataract surgery on cognitive impairment and depressive mental status in elderly patients. Am J Ophthalmol, **146**：404-409, 2008.
15) Tamura H, Tsukamoto H, Mukai S, et al：Improvement in cognitive impairment after cataract surgery in elderly patients. J Cataract Refract Surg, **30**：598-602, 2004.

MB OCULI. No. 101：21－30, 2021

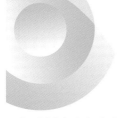

特集／超高齢者への眼科診療―傾向と対策―

視野検査の代用としての OCT・OCTA の活用と限界

庄司拓平*

Key Words： 緑内障(glaucoma)，視野検査(visual field test)，光干渉断層計(optical coherence tomography：OCT)，光干渉断層血管撮影(OCT angiography：OCTA)，人工知能(artificial intelligence：AI)

Abstract：SD-OCT が普及して 15 年，OCTA が臨床現場に導入され 5 年が経過した．導入当初の OCT 画像は緑内障診断の補助に過ぎなかったが，現在では前視野緑内障診断には欠かせない機器となっている．さらに昨今の人工知能を用いた画像診断の発展は目覚ましく，近い将来は緑内障専門医と同等の診断能力を有することが期待されている．画像診断の有用性が増す一方で，現在においても緑内障の診断や管理には視野検査が必須である．しかし視野検査は，正面固視を維持しつつ，固視点以外の指標を知覚できるか細心の注意を払いながら閾値を測定するため，測定時間は数分とはいえ，大きな心理的負荷がかかる．超高齢化社会に伴い，信頼できる視野検査結果を得ることができない患者も，日常診療ではしばしば経験する．そのような患者に対して，画像所見だけで緑内障の進行状態が把握できれば，患者にとっても医療者にとっても福音である．本稿では視野検査の代用としての OCT・OCTA 検査の活用と限界について述べる．

はじめに

　日本は諸外国と比べても平均余命が長く，また高齢化率が高いことが知られている．緑内障の有病率についても多治見スタディをはじめとする疫学研究の報告の通り，年齢が上昇するにつれて有病率も上昇することが知られている．超高齢者の緑内障有病率は我々が想像しているよりも高率である．現在の緑内障の診断基準には視野検査が必須となっているが，視野検査は自覚検査であり，認知機能障害が認められる被検者では，妥当性のある視野検査結果が得られないことも多い．本稿では超高齢者に対して視野検査の代用としての光干渉断層計(optical coherence tomography：OCT)や光干渉断層血管撮影(OCT angiogra-

phy：OCTA)の活用と限界について述べたい．

緑内障診断の基本は眼底の構造異常と，それに対応した機能(視野)異常

　緑内障の診断基準は一般的に眼底での特徴的な構造異常とそれに対応する視野異常である．現在最も汎用されているのは自動静的視野検査であり，片眼あたり 5～10 分固視を維持して視野検査を行う．しかし，超高齢者では固視不良・偽陰性・偽陽性が頻発し，信頼のあるデータを取得することが困難となる場合がある．一般に自動静的視野計での計測が難しい高齢者に対しては，動的視野検査であるゴールドマン視野検査を行う．患者の反応を視能訓練士が確認しながら計測できるため，ゴールドマン視野計であれば視野が確認できる症例もあるが，検者の技量に結果が左右されるという制限もある．また，ゴールドマン視野計

* Takuhei SHOJI，〒350-0495　埼玉県入間郡毛呂山町毛呂本郷 38　埼玉医科大学眼科，准教授

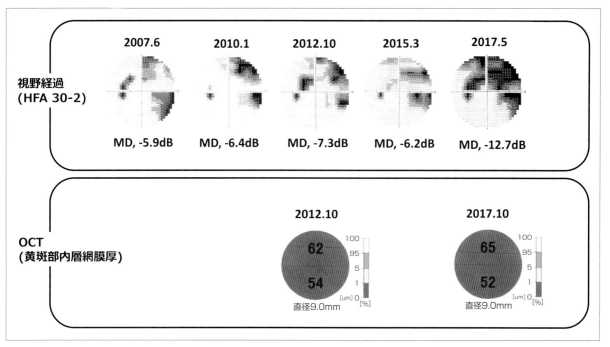

図 1. OCT におけるフロア効果

10年間の視野検査推移（上段）をみると緑内障性の視野障害は徐々に進行していることが確認できるが，OCT で測定した黄斑部内層網膜厚にはほぼ変化がみられない（下段）.

でも信頼性のある視野結果を得ることが難しい高齢者も存在する.

緑内障診断としての OCT，OCTA の活用と限界

1．視野検査の代用としての OCT の活用

　OCT の普及は緑内障診断に大きな変革をもたらしたといえる．特に spectral-domain（SD-）OCT の登場により緑内障における早期診断は大きく変化した．SD-OCT 普及以前は，緑内障検診では眼底写真を撮像し，視神経乳頭形状に着目していた．眼底検査や眼底写真撮像は非侵襲的かつ簡便に行うことができるため，現在でも緑内障スクリーニングにおいて重要な検査法である．SD-OCT 登場以降はスキャン速度が劇的に向上し，撮像時間も短縮した.

1）病期別の特徴

a）早期緑内障の検出

　緑内障が進行し，現在汎用されている自動静的視野検査で検出可能な視野障害が検出される頃には，すでに網膜神経節細胞の約50％が障害されているとの報告もある．OCT での神経線維層厚測定では，特に初期に変化が大きく，初期の緑内障

検出に有用と報告されている.

b）進行期緑内障の検出

　中等症以上の緑内障眼では，乳頭周囲の神経線維層厚や黄斑部内層網膜厚はほぼ変化しないことも知られており，「フロア効果」と呼ばれている．一般に MD 値で−10〜−12 dB を超えるような中等度以上の視野障害を伴う緑内障眼では，進行を検出するのは難しいと考えられている（図1）．しかし，中等度以上の緑内障の有無については，OCT の撮像方法を変えたり，OCTA 画像で大まかな診断は可能と考えられ，臨床的に有用な情報を得ることができる.

2）OCT 撮像方法の特徴

　OCT を用いた緑内障診断には a）乳頭周囲網膜神経線維層（circumpapillary retinal nerve fiber layer：cpRNFL）厚と b）黄斑部内層網膜厚（神経節細胞複合体，ganglion cell complex：GCC）を測定した報告が多い．また，c）視神経乳頭のブルッフ膜開口部における最小リム幅（The Bruch's membrane opening minimum rim width：BMO-MRW）も神経線維層の菲薄化を確認するのに有用である．それぞれの撮像方法の特徴について以

下に述べる.

a）撮像時間が短いのは「乳頭周囲網膜神経線維層（cpRNFL）厚」

cpRNFL厚はTD-OCT時代から用いられている計測方法であり，視神経乳頭を中心に3.4mmの円周上の神経線維層の厚みを測定するモードである．1枚のBスキャン像で360°の神経線維層厚を計測できるため，現行のSD-OCTであれば撮像時間は0.1秒以下で可能である．固視が厳しい被検者でも信頼できる画像が取得可能である．神経線維層の厚みは神経節細胞数と関連しているため，スクリーニングには適した検査方法である．

b）初期の緑内障変化を検出したいなら「黄斑部内層網膜厚（GCC）」

黄斑部耳側の耳側縫線と呼ばれている部位をtemporal rapheという．この部位の内層網膜やGCCが上下非対称になる所見が緑内障に特異的な初期変化所見であることが近年注目されている[1)2)]（図1）．Leeらはtemporal raphe signこそが緑内障性の視神経症と他の視神経症の鑑別に有用であったと報告している[1)]．最近の縦断研究結果では，temporal raphe signを持つ目こそが，高齢者においても[3)]，若年者においても[4)]，将来の緑内障進行に有意な因子であったという報告がされている．強度近視眼であっても非強度近視眼であってもこのtemporal raphe signは緑内障の発症検出に有用と報告されている[5)]．

c）強度近視や黄斑疾患を伴う眼なら「視神経乳頭のブルッフ膜開口部における最小リム幅（BMO-MRW）」

黄斑部での緑内障検出の利点を上述したが，加齢とともに黄斑疾患の有病率も増加する．特に視力に影響を与えない程度のsubclinicalな黄斑前膜は，臨床ではしばしば遭遇する．黄斑前膜を伴うと，黄斑部内層網膜厚測定は，セグメンテーションエラーにより厚く計測されてしまうので注意が必要である．また，強度近視を伴うと乳頭形状が変化するため，眼底写真を用いた視神経乳頭形状での緑内障診断がしばしば困難になる．このような被検者には視神経乳頭部でのブルッフ膜開口部におけるリム幅を計測すると，神経線維層を正確に評価できる（図2，3）．この画像では，進行するとリム幅はほぼ消失するため，進行評価にも役立つことがある．ただし，1枚の画像では1方向しか評価できないため，複数枚の画像が必要になり，撮像時間や画像評価に時間を要するのが欠点となる．

3）OCTの限界

OCTはスキャン速度の向上に伴い，撮像時間が短縮されたが，角膜や中間透光体の混濁により信号強度は大きく低下する．画質不良症例ではセグメンテーションエラーが頻発することが知られている[6)]．また，他の眼底疾患を併発すると緑内障の判定が困難になることもある．また，上述の通り，病期や患者の可能な固視時間によって撮像方法を選択する必要がある．そしてOCTで評価できるのは網膜の構造であり，機能を推定することはできても，実際に測定できるわけではないことに注意が必要である．

2．視野検査の代用としてのOCTAの活用

OCTAは2015年頃より臨床応用された比較的新しい技術である．同一部位のOCT Bスキャン画像を複数回撮像することにより，網膜内で動きのある赤血球情報を描出し，網膜微小血管情報を非侵襲的に取得する．造影剤を用いずに網膜毛細血管情報を可視化すること，網膜各層をセグメンテーションし，任意の層の血流情報を取得できることが利点である．網膜疾患だけでなく，緑内障でもOCTA画像が診断や病態理解に有用であることが報告されている．以下に現在までに提唱されている緑内障眼におけるOCTA所見の概要について述べる．

1）網膜浅層血管密度

視神経乳頭周囲には放射状乳頭周囲毛細血管（radial peripapillary capillaries：RPC）と呼ばれる網膜浅層血管があり，従来から造影検査により，この領域の血管が緑内障とともに脱落することは知られていた．OCTAでも乳頭血管周囲の浅

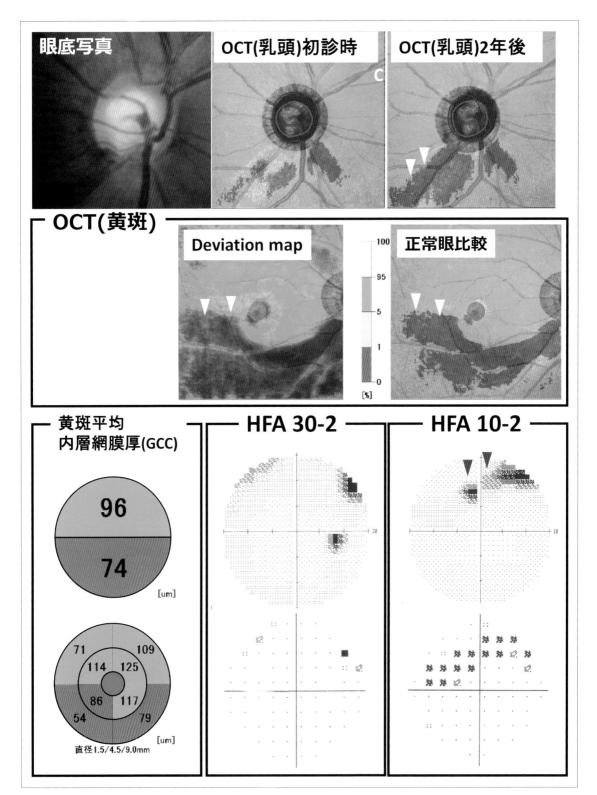

図 2. 前視野緑内障期の OCT 所見

眼底写真では下耳側に乳頭出血を認める(上段左).乳頭部の OCT 所見でも下耳側領域の神経線維層の菲薄化が拡大していることが確認できる(上段右).黄斑部の OCT では deviation map においても正常眼比較においても耳側縫線に沿った上下差を示す temporal raphe sign が認められる(中段).黄斑部の平均内層網膜厚も,上下差が確認できる(下段左).標準的な視野検査である HFA30-2 では,緑内障の診断基準を満たす異常所見は認められないが(下段中),10-2 視野検査では OCT での網膜厚の菲薄化に対応した視野欠損が認められる(下段右).

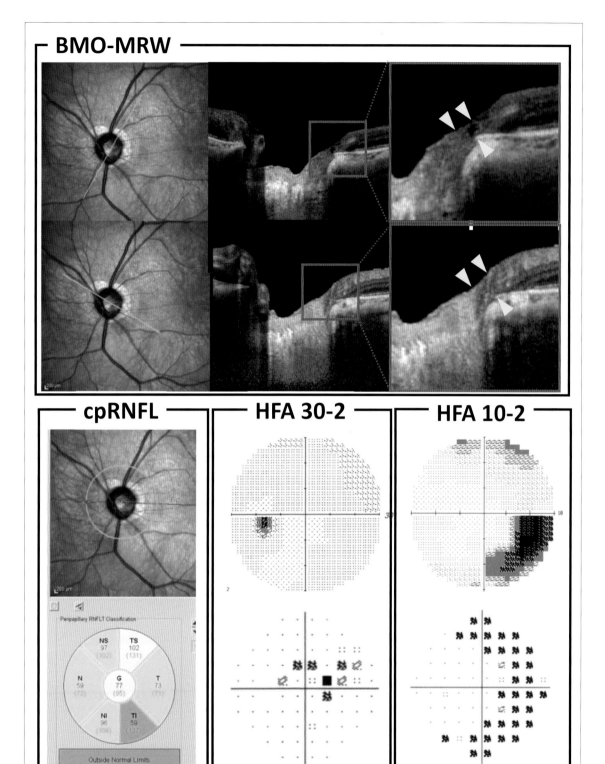

図 3. ブルッフ膜開口部からのリム幅が診断に役立つ症例

視神経乳頭部の B スキャン画像では，視神経乳頭のブルッフ膜開口部（BMO）からのリム幅を観察することができる．視神経乳頭のブルッフ膜開口部における最小リム幅（BMO-MRW）．本症例では上耳側のリム幅が，下耳側のリム幅に比べて菲薄化していることが確認できる（上段）．乳頭周囲の神経線維層厚を測定するcpRNFL ではこの局所的な菲薄化は検出できていない（下段左）．視野検査所見では HFA30-2 では局所的な感度低下を示す部位が検出される（下段中）．HFA10-2 では，明らかな感度低下が検出されている（下段左）．

層血管密度は緑内障の病期とともに減少・脱落することが示された．また，この血管脱落所見は従来から検眼鏡的に認められる神経線維層欠損（nerve fiber layer defect：NFLD）と一致することも確認されている．

同様に黄斑部の浅層血管密度も緑内障の進行とともに脱落することが確認されている．SD-OCTによる神経線維層厚や内層網膜厚測定との違いは，「フロア効果」がなく，進行した緑内障眼でも変化（減少）し続ける点である．当初は横断研究により，緑内障病期と血管密度の相関が示されていたが，近年の縦断研究結果では，経時的に進行期緑内障眼においても血管密度が減少し続けている症例があることが報告されている[7)8)]．

2）Microvasculature dropout（MvD）

2016 年に Akagi らや Suh らが示した OCTA 特有の新たな新知見である[9)10)]．緑内障眼には PPA 領域に網膜全層の血管脱落所見があり，これが緑内障の進行と関連することが注目されている．PPA 領域は網膜萎縮が認められるため，脈絡膜血管が明瞭に観察できる．乳頭周囲には短後毛様動脈の分枝である Tin-Haller 動脈輪が存在し，篩状板へ多数の側副血管を形成しているが，進行した緑内障眼ではこの血管が脱落していることが剖検眼での研究により知られていた．MvD 所見は生体眼でこの脱落が直接可視化できている所見として注目されている．現在までに緑内障進行や，篩状板欠損，近視との関連が報告されている．ただし，この所見は自動検出することはできず，1 眼ごとに慎重に観察する必要があり，現時点ですぐに日常臨床に応用できるというわけではない．緑内障進行の結果（または原因）として，同部位の観察は，視野検査の代用としての進行評価指標となる可能性はある．

3）網膜深層血管密度

2020 年頃より，進行した緑内障眼においては浅層網膜だけでなく深層の網膜毛細血管も脱落するという報告がある[11)12)]（図 4，5）．SD-OCT による解析においても，進行した緑内障眼において，外層網膜の構造が変化したと報告されている[13)]．現時点では詳細な機序に不明な点もあるが，複数の施設で深層網膜の構造や血流動態と進行した緑内障との関連が報告されている．緑内障は内層網膜である網膜神経節細胞の細胞死が促進する病態と考えられ，これらの外層網膜変化は 2 次的な現象と考えられているが，今後は進行期緑内障の進行評価や視機能との関連が明らかになるかもしれない．

＜OCTA による緑内障進行判定＞

現時点ではまだ報告はないが，上記を踏まえると，OCTA 画像から，進行期緑内障の進行判定に有用である可能性がある．この点は OCT 画像とは異なる点であり，視野評価の代用として活用できる潜在的な可能性はある．

4）OCTA の限界

OCTA では同一部位の B スキャン画像を複数回撮像し，位相差情報から血管情報と思われる部位を強調している．そのため，OCTA 画像作成には OCT 画像作成よりも大量の情報が必要であり，撮像時間も長くなる．2～3 秒程度の中心固視が維持できない場合，OCTA で信頼性のある画像撮影は困難になる．また，固視が安定していたとしても，中間透光体の混濁により，局所的な信号強度が落ち込むことも経験する．残念ながら，現行の OCTA 技術では画質不良と判定される割合が高いことも報告されている[14)]．一方，OCT 撮像でも最も古典的な cpRNFL 撮像は，乳頭周囲を 1 周するだけで，撮像時間は 0.1 秒以下であり，中間透光体に混濁がなければほぼすべての症例で信頼できる画像が取得できる．

今後の展望

＜人工知能を用いた緑内障診断＞

人工知能（AI）による緑内障診断や予後予測を行ったという報告は 2018 年頃から論文数が急増している．機械学習の 1 つであるディープラーニング（deep learning：DL）が急速に発展し，とりわけ畳み込みニューラルネットワーク（convolu-

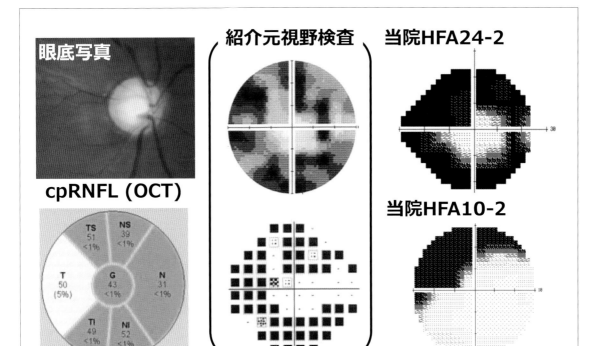

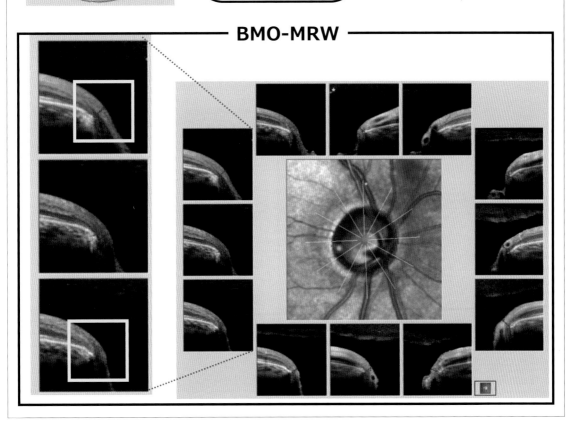

図 4. 進行した緑内障眼における OCT 所見

発作的な高眼圧を繰り返し，急激な視野障害を伴い紹介となった症例．眼底写真では乳頭はやや蒼白であり，網膜血管走行と色調からはリム幅の詳細な同定は難しい（上段左）．紹介元の視野検査では，びまん性の感度低下を示していたが（上段中），当院での視野検査では，鼻側有意の緑内障性変化に矛盾しない視野異常を呈していた（上段右）．ブルッフ膜開口部からの最小リム幅（BMO-MRW）では，上耳側と比較して下耳側がより菲薄化していることが確認できる（下段）．

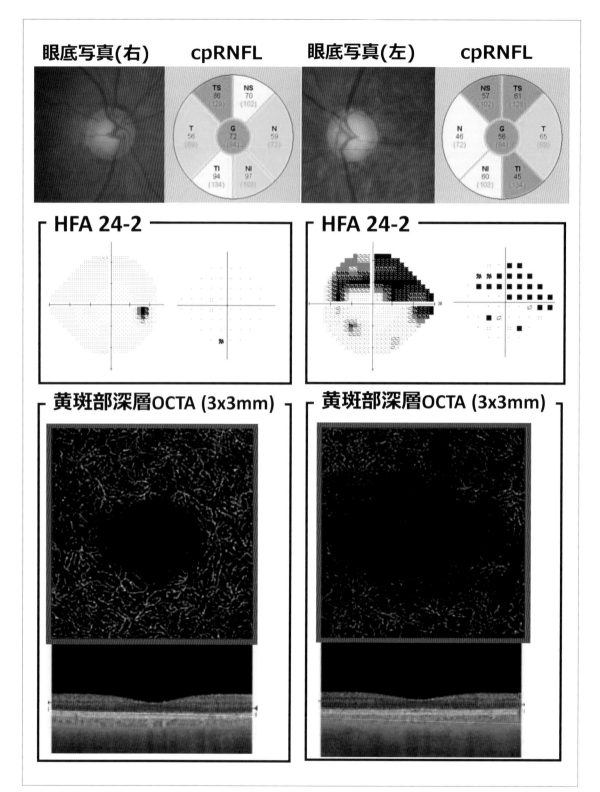

図 5. 黄斑部深層 OCTA 画像比較

同一症例の左右眼比較. 眼底写真, OCT で撮像した cpRNFL 厚(上段), 視野検査所見(中段)より, 左眼のみ緑内障は進行している. 黄斑部深層 OCTA 画像では左眼の血管信号密度が減少している(下段).

tional neural network：CNN）の登場が，画像分類やパターン認識のための DL の開発に大きなブレークスルーをもたらした．上述の通り，OCT や OCTA 画像には緑内障の各病期における特徴があることが示されている．これらの技術を基に視野検査の代用としての視機能評価や進行予測の実現が期待されている．

現時点での緑内障診断の目的としては主に①緑内障と非緑内障の鑑別ができるか，②緑内障眼の進行予測が可能か，③緑内障発症前の緑内障を検出可能かに大別される．Ran らは近年の報告をレビューしている[15]．この報告によると，緑内障診断は DL が従来の他の機械学習よりも高い汎用性を持ち，さまざまなデータセットを用いることが利点の1つと指摘している．実際に，現在までに用いられているデータセットも①眼底写真，②OCT データ（2 D および 3 D），③視野検査データ，④上記の混合に分けられる．一般には情報量が多いほど，より正確な診断結果が期待できる反面，データ量と演算量が莫大になるため，高性能な演算装置が必要となる．

近年では，OCT データから HFA10-2 予測[16][17]，が報告されている．Ran らが，OCT で取得した 3 D データを用いたほうが 2 D データよりも正確に診断できたと報告している[18]．また，Medeiros らは，眼底写真画像から被検者の網膜神経線維層厚を予想したうえで緑内障進行予後予測をしたほうがより正確だったと報告している[19]．Christopher らは黄斑部画像を基に 10-2 と 24-2 の結果が高い精度で予測できると報告している[20]．Xu らと Fu らは，前眼部 OCT 画像を用いて，閉塞隅角緑内障の検出が可能になったことを報告している[21][22]．上述の Ran らの総説では，現時点では DL モデルからの予測に至る過程が「black box」であること，すべての DL モデルは実際に未来を予想したわけではなく，過去に収集されたデータセットを用いて開発・検証されていること，他の疾患が緑内障評価モデルに影響を与える可能性がある等の限界を示しつつ，これらの問題点を考慮した

としても，DL を用いた緑内障診断は将来非常に有望だと結論付けている．彼らが主張する通り，実際にどの画像をいくつ組み合わせるのが最も診断やスクリーニングに適しているのかは現時点では断定できず，実臨床では複数の疾患が重複したり，鮮明な画像が取得できない等の課題があるものの，昨今の潮流が今後加速することはほぼ確実と考えられる．そしてこれらのモデルが本当に「予知」できているのかを確認できる前向きデータが報告される日が近い将来到来すると思われる．

文　献

1) Lee J, Kim YK, Ha A, et al：Temporal Raphe Sign for Discrimination of Glaucoma from Optic Neuropathy in Eyes with Macular Ganglion Cell-Inner Plexiform Layer Thinning. Ophthalmology, **126**：1131-1139, 2019.

2) Takemoto D, Higashide T, Ohkubo S, et al：Ability of Macular Inner Retinal Layer Thickness Asymmetry Evaluated by Optical Coherence Tomography to Detect Preperimetric Glaucoma. Transl Vis Sci Technol, **9**：8, 2020.

3) Ha A, Kim YK, Kim JS, et al：Temporal Raphe Sign in Elderly Patients With Large Optic Disc Cupping：Its Evaluation as a Predictive Factor for Glaucoma Conversion. Am J Ophthalmol, **219**：205-214, 2020.

4) Bak E, Kim YW, Ha A, et al：Pre-perimetric Open Angle Glaucoma with Young Age of Onset：Natural Clinical Course and Risk Factors for Progression. Am J Ophthalmol, **216**：121-131, 2020.

5) Shin JW, Song MK, Sung KR：Longitudinal Macular Ganglion Cell-Inner Plexiform Layer Measurements to Detect Glaucoma Progression in High Myopia. Am J Ophthalmol, **223**：9-20, 2020.

6) Shin WB, Kim MK, Lee CS, et al：Comparison of the Clinical Manifestations between Acute Vogt-Koyanagi-Harada Disease and Acute Bilateral Central Serous Chorioretinopathy. Korean J Ophthalmol, **29**：389-395, 2015.

7) Shoji T, Zangwill LM, Akagi T, et al：Progres-

sive Macula Vessel Density Loss in Primary Open-Angle Glaucoma : A Longitudinal Study. Am J Ophthalmol, **182** : 107-117, 2017.

8) Moghimi S, Bowd C, Zangwill LM, et al : Measurement Floors and Dynamic Ranges of OCT and OCT Angiography in Glaucoma. Ophthalmology, **126** : 980-988, 2019.

9) Akagi T, Iida Y, Nakanishi H, et al : Microvascular Density in Glaucomatous Eyes With Hemifield Visual Field Defects : An Optical Coherence Tomography Angiography Study. Am J Ophthalmol, **168** : 237-249, 2016.

10) Suh MH, Zangwill LM, Manalastas PI, et al : Deep Retinal Layer Microvasculature Dropout Detected by the Optical Coherence Tomography Angiography in Glaucoma. Ophthalmology, **123** : 2509-2518, 2016.

11) Yoshikawa Y, Shoji T, Kanno J, et al : Glaucomatous vertical vessel density asymmetry of the temporal raphe detected with optical coherence tomography angiography. Sci Rep, **10** : 6845, 2020.

12) Fard MA, Fakhraee G, Ghahvechian H, et al : Macular Vascularity in Ischemic Optic Neuropathy Compared to Glaucoma by Projection-Resolved Optical Coherence Tomography Angiography. Am J Ophthalmol, **209** : 27-34, 2020.

13) Ha A, Kim YK, Jeoung JW, et al : Ellipsoid Zone Change According to Glaucoma Stage Advancement. Am J Ophthalmol, **192** : 1-9, 2018.

14) Kamalipour A, Moghimi S, Hou H, et al : Optical Coherence Tomography Angiography Artifacts in Glaucoma. Ophthalmology, 2021.

15) Ran AR, Tham CC, Chan PP, et al : Deep learning in glaucoma with optical coherence tomography : a review. Eye (Lond), **35** : 188-201, 2021.

16) Xu L, Asaoka R, Kiwaki T, et al : Predicting the Glaucomatous Central 10-Degree Visual Field From Optical Coherence Tomography Using Deep Learning and Tensor Regression. Am J Ophthalmol, **218** : 304-313, 2020.

17) Hashimoto Y, Asaoka R, Kiwaki T, et al : Deep learning model to predict visual field in central 10 degrees from optical coherence tomography measurement in glaucoma. Br J Ophthalmol, **105** : 507-513, 2021.

18) Ran AR, Cheung CY, Wang X, et al : Detection of glaucomatous optic neuropathy with spectral-domain optical coherence tomography : a retrospective training and validation deep-learning analysis. Lancet Digit Health, **1** : e172-e182, 2019.

19) Medeiros FA, Jammal AA, Mariottoni EB : Detection of Progressive Glaucomatous Optic Nerve Damage on Fundus Photographs with Deep Learning. Ophthalmology, **128** : 383-392, 2021.

20) Christopher M, Bowd C, Proudfoot JA, et al : Deep Learning Estimation of 10-2 and 24-2 Visual Field Metrics based on Thickness Maps from Macula Optical Coherence Tomography. Ophthalmology, 2021.

21) Xu BY, Chiang M, Chaudhary S, et al : Deep Learning Classifiers for Automated Detection of Gonioscopic Angle Closure Based on Anterior Segment OCT Images. Am J Ophthalmol, **208** : 273-280, 2019.

22) Fu H, Baskaran M, Xu Y, et al : A Deep Learning System for Automated Angle-Closure Detection in Anterior Segment Optical Coherence Tomography Images. Am J Ophthalmol, **203** : 37-45, 2019.

MB OCULI. No. 101 : 31－39, 2021

特集／超高齢者への眼科診療─傾向と対策─

緑内障と鑑別すべき視神経／頭蓋内疾患

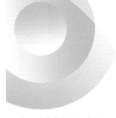

盛　崇太朗*

Key Words : 視神経疾患(optic nerve disorders), 視路疾患(disorders of the visual pathway), 視神経乳頭 (optic disc), 視野欠損(visual field defect), magnetic resonance imaging : MRI

Abstract：正常眼圧緑内障の存在が，同様に慢性の視野狭窄障害パターンを呈する視神経／頭蓋内疾患との鑑別を不明瞭にさせている．本稿においては，再度緑内障の典型的な視神経乳頭所見・視野異常パターンを整理しながら，その他との視神経／頭蓋内疾患との鑑別点について述べる．鍵となるのは視神経乳頭リムの色調が初期から蒼白化する点や，弓状暗点や鼻側階段以外の視野狭窄パターンを示したりする点である．またこれらの誤った診断が起こりうる日常診療の落とし穴を列挙し，これらを避けるための診療テクニックを示す．眼底写真というアナログな診断法を今一度見直すこと，視野狭窄の進行スピードに注意すること，そして緑内障と似つかわしい視神経／頭蓋内疾患を疑った際のMRIの撮像方法を述べる．症例報告からみた各論，そしてそれを通じて総論を述べながら，緑内障と紛らわしい視神経／頭蓋内疾患の除外の方法論を報告する．

緒　言

　緑内障は慢性の視野狭窄進行を有する視神経疾患である．本邦におけるTajimi studyにおいても3.9％の有病率と報告されており[1]，視野障害を有する疾患のかなりの割合を緑内障が占めていると考えられる．一方，その他の疾患も視野異常を呈することがあり，緑内障に紛れて他疾患と診断されている症例も多数あると類推される．緑内障の診断においては，多くの症例が眼圧依存性の緑内障性視神経症であり診断においても高眼圧を認めることが契機となるが，正常眼圧緑内障の存在により，その他の視神経／頭蓋内疾患との鑑別を複雑化させている．

　本稿においては，緑内障性視神経症と当初診断

され当院に紹介されたが，最終的にそれ以外の疾患であった3症例を紹介し，それぞれの症例における鑑別のポイントを解説，その後まとめとして緑内障以外の疾患を誤診しないような実臨床におけるテクニックを紹介したい．

症例提示

1．症例1：54歳，男性

　現病歴：X－3年近医眼科を受診し，緑内障と診断され点眼加療を受けていた．X年転居に伴い前医眼科を受診，緑内障としてはやや非典型的であり精査加療目的に当院紹介となった．

　既往歴：高血圧，高脂血症のみ．

　初診時所見：視力は右眼0.08(1.5×S－6.50 D：C－1.00 D Ax 85)，左眼は0.05(1.5×S－7.75 D)，眼圧は緑内障点眼下において両眼ともに8 mmHgであった．当院における眼底写真(図1)，ゴールドマン視野検査(図2)結果を示す．

* Sotaro MORI, 〒650-0017　神戸市中央区楠町7-5-2　神戸大学大学院医学研究科外科系講座眼科学分野

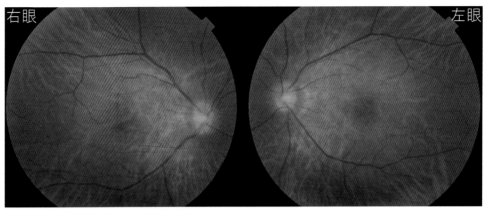

図 1. 症例 1：眼底写真
両眼とも小乳頭であり，鼻側に double ring sign を認める.

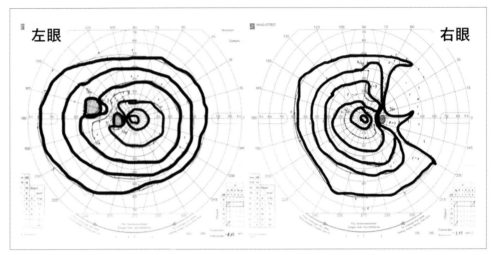

図 2. 症例 1：ゴールドマン視野検査
左眼は耳上側領域，右眼は耳側領域の楔状視野欠損を認める.

診　断：両眼耳側領域の視野欠損を有する症例である．眼底写真においても，近視に伴う小乳頭所見は認めるが，緑内障性視神経症に特徴的な陥凹拡大は指摘できない．乳頭鼻側に double ring sign が観察できることから，本症例は視神経乳頭低形成の症例であることがわかる．視神経乳頭低形成は胎生期における神経節細胞層から神経線維が眼茎内へ伸びるのが阻害されるために，神経節細胞層および網膜神経線維層の欠損が起こるとされている[2]．臨床的特徴としては小乳頭であること，また視野検査においてマリオット盲点を頂点とする扇形または楔状欠損がみられることが特徴である[3)~5)]．緑内障の合併例も報告されており，経過観察しながら視野狭窄が変化しないか鑑別する必要があろう.

2．症例 2：45 歳，女性
　現病歴：10 年前から眼鏡による矯正視力は不良であったが，日常生活に不便を感じていなかった．視力不良であることから眼鏡屋に勧められ前医眼科を受診した．非典型的な緑内障疑いとして当院紹介となった.

　既往歴，家族歴：特記すべき所見なし.

　初診時所見：右眼 0.03(0.6×S−7.25 D：C−2.50 D Ax 10)，左眼は 0.03(0.6×S−7.50 D：C−2.00 D Ax 170)，眼圧は緑内障点眼なしで右眼 18 mmHg，左眼 17 mmHg であった．当院における眼底写真(図 3)，光干渉断層計(optical coherence tomography：OCT)所見(図 4)，ハンフリー視野検査(図 5)結果を示す.

　経　過：眼底写真において緑内障性視神経症と

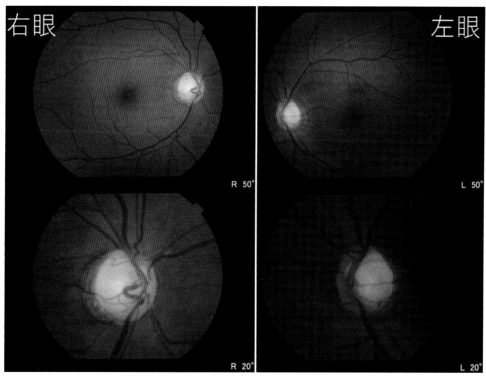

図 3. 症例2：初診時眼底写真と乳頭拡大写真
緑内障としては非典型的な耳側リム領域の蒼白化を認める.

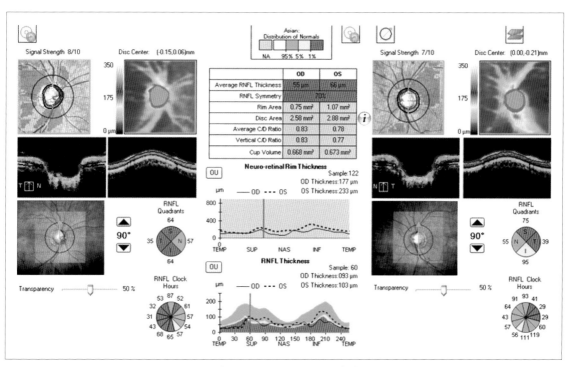

図 4. 症例2：OCT による乳頭解析結果
乳頭黄斑線維束を含めて菲薄化している.

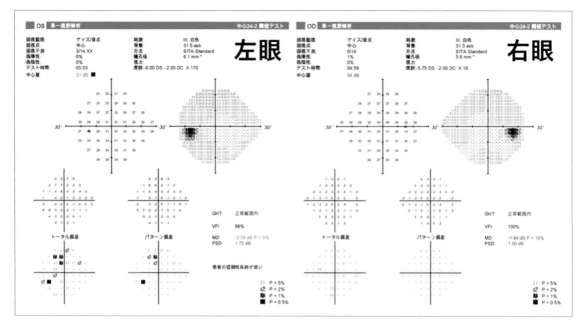

図 5. 症例 2：ハンフリー視野検査
Anderson-Patella の基準においては両眼とも緑内障性視野障害を有しない.

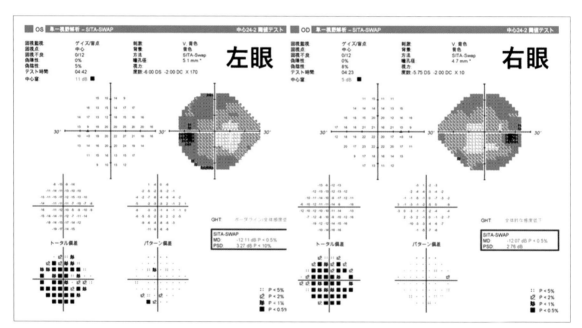

図 6. 症例 2：blue on yellow によるハンフリー視野検査
White on white に比べ全体的な感度低下が認められる.

してはリムも蒼白化していることが非典型的であ
ることが考えられた. そこで通常の white on
white における視野検査ではなく, blue on yellow
による視野検査を行った(図6).

　診　断：視神経乳頭ではリムも含めて蒼白化し
ている単性萎縮の所見であること, 視野検査にお
いて white on white で緑内障性視野欠損を認め

ないにもかかわらず, blue on yellow の悪化が
あったことから, 優性遺伝性視神経萎縮と診断し
た. 本疾患は OPA1 遺伝子変異が知られている
が[5], 孤発例も多く本症例のように家族歴を有さ
ない症例も多い. Walters らは本症例の患者にお
いて white on white に比べ blue on yellow による
ハンフリー視野検査で大幅に MD 値が悪化するこ

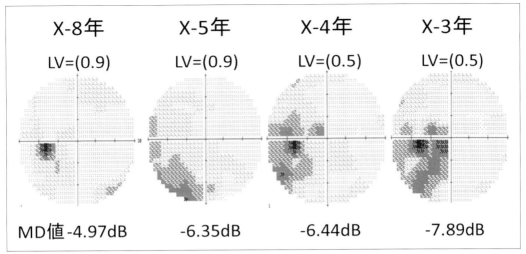

図 7. 症例 3：前医ハンフリー視野検査，視力推移
X−5 年までであれば緑内障性視野狭窄パターンである弓状暗点様にみえるが，
それ以降水平経線を超えて視野狭窄が進行している．

とを報告しており[6]，診断の一助になる．また視力低下を有しながらも患者が日常生活に困ってないことも多く，運転免許の更新や眼鏡処方等を契機に発見されることも多い．

3．症例 3：41 歳，男性

現病歴：X−8 年（33 歳），左視力低下を主訴に前医初診となり，左眼正常眼圧緑内障と診断，点眼加療が開始された．その際 LV＝(0.9) であった．その後眼圧は 10〜12 mmHg でコントロールされるも視野検査や視力が悪化傾向となり，X−4 年には LV＝(0.5)，X−1 年に視力が低下し LV＝(0.2) となり（図 7，8），X 年前医より緑内障の加療目的に当院紹介となった．

既往歴：特記事項なし

初診時所見：視力は右眼 0.07(1.2×S−5.00 D)，左眼 0.04(0.1×S−3.00 D：C−1.00 D Ax180)，眼圧は左眼のみ緑内障点眼下で右眼 14 mmHg，左眼 9 mmHg であった．対光反射では左眼不十分であり，左眼の相対的瞳孔求心路障害（relative afferent pupillary defect：RAPD）陽性を認めた．眼球運動制限は認めなかった．前眼部・中間透光体に異常を認めず，眼底検査において図 9 のような所見を認めた．緑内障性視神経症以外の片眼性視神経疾患が疑われ，MRI 検査を施行した．

眼窩部拡大造影 MRI 検査（図 10）：右眼に異常は認めなかった．左眼では眼窩内全長において視神経周囲に造影効果を有する腫瘍性病変を認め，冠状断においては視神経周囲のリング状サインを認めた．

診　断：視神経周囲の腫瘍性病変が疑われ，当院脳神経外科において生検手術が施行され，視神経鞘髄膜腫（optic nerve sheath meningioma）と診断された．本症例は継時的に緩徐な視野狭窄の進行であり，緑内障と非常に紛らわしい症例である．しかし初診の視野狭窄が緑内障としては非典型的な耳側領域から始まっていること，X−3 年頃からは水平経線を超えて視野狭窄が拡大しており，そして何より眼底においては緑内障以外の疾患の存在を示唆する網膜血管の蛇行をみて，緑内障以外の視野狭窄を想定したい場面である．これらをヒントに MRI をオーダーできれば，あとは放射線科や脳神経外科等の助けを借りながら診断にたどり着けると思われる．髄膜腫は脳腫瘍において最も多く，その 27％ を占めることから，うっ血乳頭等，眼科診療においても時折遭遇する疾患である[7]．またそのなかの 2％ 程度を占めるとされる視神経症髄膜腫は過去には外科的治療は網膜中心動脈閉塞をきたすことが多く発見されても経過観察することが多い疾患であったが[8)9]，昨今放射

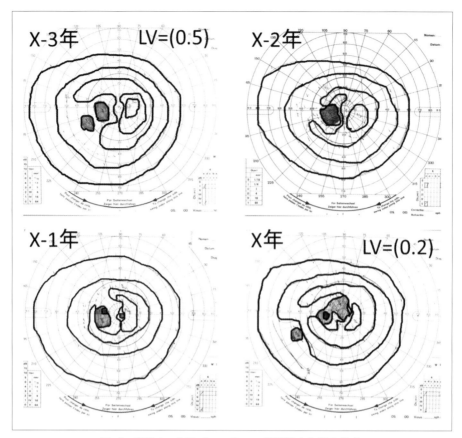

図 8. 症例3：前医ゴールドマン視野検査と視力推移
耳下側から中心部にかけて視野狭窄の進行を認める.

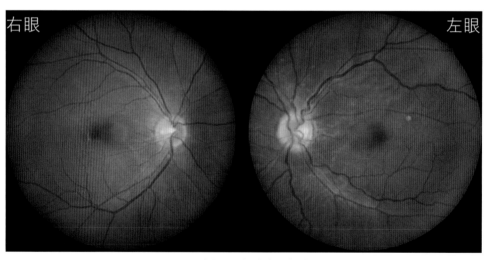

図 9. 症例3：初診時眼底所見
右眼に異常はないが, 左眼は網膜静脈の蛇行を認める.

線治療領域において, 強度変調放射線治療(intensity modulated radiotherapy：IMRT)の有効性が報告されており[8]～[10], 眼科医としても見過ごすことができない疾患となっている.

考　按

本稿においては緑内障と見誤りやすい視神経疾患／頭蓋内疾患として, ①視神経乳頭低形成, ②

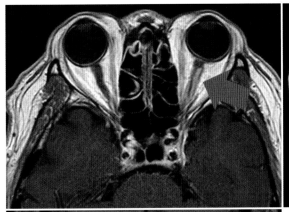
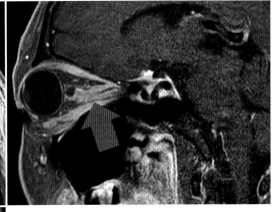
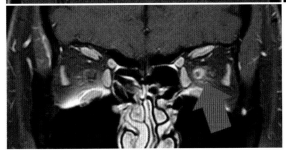

図 10.
症例3：眼窩部拡大造影 MRI 検査
軸位断，矢状断，冠状断画像において眼窩部の左視神経全長にわたる周囲の腫瘍性病変を認める．

優性遺伝性視神経萎縮，③視神経鞘髄膜腫の3症例を提示した．症例1や2においては緑内障と診断することによって不必要な点眼を患者に負担させることになり，また症例3のような症例においては頭蓋内疾患の見落としになり訴訟のリスクにもつながる．筆者が考える緑内障以外の視神経／頭蓋内疾患を見落とさないポイントを提示したい．

1．初診時の診断を慎重に行う

患者を多数診察する必要がある眼科診療において，おそらく各医師はこの患者は○○病の患者である，のような要約を作ってそれを基に診療を進めていることが多いと思われる．そしてなかなか一度行った診断を再度見直す時間がないのが実状である．そのため初診の診断の重要性は計り知れない．症例1や3においては一度緑内障と誤って診断してしまったがゆえに，その後年単位にわたって別疾患として follow されてしまっている．緑内障と初めて診断するときにおいては，昨今 OCT が普及しており撮像することが診療のルーティーンになっている眼科医も多いと思われるが，今一度眼底写真というアナログな方法を同時に行っておくことが重要であると考える．典型的な緑内障性視神経症の乳頭所見は陥凹が拡大し，

リムが菲薄化する[11]．ただし，リムは菲薄化するが陥凹ほど蒼白化していない点が，他の視神経疾患との鑑別に有用であり，その点を怠ると症例2に対して緑内障と誤って診断してしまう．初診時の眼底写真があれば改めて所見を客観的に振り返ることもでき，是非ともお勧めしたい方法である．また緑内障と紛らわしい疾患として，低形成や遺伝性視神経萎縮以外にも，近視性乳頭，視神経乳頭小窩，乳頭コロボーマ，また網膜血管閉塞症後の視野変化等が挙げられる．近視性等は OCT 等を駆使しても鑑別に苦慮することも多く，眼圧が高くない症例であれば経過観察しながら進行の有無によって診断することも有用である．

2．視野狭窄のパターンと速度を意識する

緑内障性の視野障害は神経線維の走行に沿って障害され，初期〜中期においては弓状暗点や鼻側階段が有名である[11]．これらの視野障害パターンから外れている視野欠損をみた際には，緑内障以外の視野欠損を念頭に置く必要がある．最も有名なのは，視野欠損が垂直経線を境とした視野欠損を呈したときであり，この場合は視交叉以降の視路疾患が疑われ，頭部 MRI 検査等が必要であろう．それ以外においても，例えば症例1のような

楔状視野欠損であったり，症例3のような比較的初期から水平経線を超えて視野欠損が現れたりした際には，緑内障以外の疾患の存在を考慮すべきである．ただし網膜血管閉塞後の視野狭窄や虚血性視神経症は神経線維と同様に走行する血管に伴って視野狭窄が起こるため，視野のパターンやOCTのマップでは緑内障と鑑別がつかない[12]．やはりそのような際には眼底（写真）をみて，閉塞部血管の白鞘化所見や動静脈吻合，視神経リムまでの萎縮等を見逃さないことが重要である．また視野狭窄進行速度にも注意されたい．日本人の正常眼圧緑内障における視野狭窄進行速度（MD slope）は，中央値−0.23 db/年，95% confidence interval（CI）は（−0.44，−0.22）と報告されており[13]，原発開放隅角緑内障においては進行が速い症例でもせいぜい−1 db/年までであろう．それ以上の速度で視野狭窄が進んでいる場合には他疾患がないか注意すべきである．筆者はもともと正常眼圧緑内障として経過観察していたところ急に視野狭窄，視力低下が進行し原因にエタンブトール視神経症であった症例を経験している．

3．異変を感じたら，初期の診断を見直す

初診時の診断で誤った判断をした場合，日々の診療でそれをチェックする機構が必要である．慢性疾患である緑内障と見誤る疾患も慢性疾患であるはずである．よって日々のfollow-upの診療のなかで，もう一度見直す機会は多数ある．眼圧非依存性の緑内障をみた際には，今一度初期の診断が間違っていないか再考してほしい．そしてチェックできるように，できれば継時的な眼底写真の記録をお願いしたい．1年に1度は眼底写真撮像が望ましいが実際にはなかなか難しい．しかし例えば患者が飛蚊症を訴えて散瞳検査をした際等は，眼底写真撮影のチャンスでもある．また近年，超広角眼底写真撮影用の機器も普及し始めているが，やや視神経乳頭の詳細な観察には不向きであることは注意されたい[14]．

4．MRIの撮影

頭部疾患を除外するためにMRIをオーダーすることも多いと思われる．そのような場合，同名半盲等，後頭葉疾患を念頭に置く場合には頭部MRIでも良いかもしれないが，両耳側半盲等の下垂体病変や片眼性の視野狭窄において視神経疾患を疑った際に，頭部MRIだと視交叉周囲は焦点のぼけた画像になってしまい診断に結びつかないことがある．そのようなときには眼窩部拡大条件での撮像を推奨する．また視神経萎縮の際にはくも膜下腔が拡大しており，単純条件のT2強調脂肪抑制などでは一見すると視神経炎もしくは視神経周囲炎と見誤ることがある[15]．そのため筆者は，喘息の既往がなく腎機能等が許す限りは可能な限り，造影MRIを撮影することが良いと考える．

おわりに

緑内障と紛らわしい視神経／頭蓋内疾患の鑑別について，症例提示を経て，それぞれのポイントについて解説した．緑内障としては非典型的な点を有する患者においては，改めて視神経乳頭所見・視野狭窄パターンに注意しながらどの点が非典型的な部分であるか常に意識し，鑑別疾患を考慮しながら，確定診断につながる検査の指示を出さなければならない．

文　献

1) Iwase A, Suzuki Y, Araie M, et al：The prevalence of primary open-angle glaucoma in Japanese：the Tajimi Study. Ophthalmology, **111**：1641-1648, 2004.
2) Scheie HC, Adler FH：Aplasia of the optic nerve. Arch Ophthalmol, **26**：61-70, 1941.
3) 大鹿哲郎，大橋裕一，中馬秀樹：専門医のための眼科診療クオリファイ⑦視神経疾患の全て．中山書店，pp.142-150，2011.
   Summary 乳頭低形成について詳しく解説があり，特にわかりにくいdouble ring signを綺麗な眼底写真とともに示しており，初学者には有用.
4) 木内良明：緑内障診療クローズアップ．メジカルビュー，pp.68-69，2014.
5) Miyata K, Nakamura M, Kondo M, et al：Reduction of oscillatory potentials and photopic negative response in patients with autosomal domi-

nant optic atrophy with OPA1 mutations. Invest Ophthalmol Vis Sci, **48**：820-824, 2007.

6）Walters JW, Gaume A, Pate L：Shortwave-length-automated perimetry compared with standard achromatic perimetry in autosomal dominant optic atrophy. Br J Ophthalmol, **90**：1267-1270, 2006.

7）青木茂樹，相田典子，井田正博ほか：よくわかる脳 MRI 第 3 版，学研メディカル秀潤社, pp.106-107，2012.

8）木村亜紀子：視神経鞘髄膜腫. 眼科，**60**：133-139，2018.

9）三村　治：神経眼科学を学ぶ人のために 第 2 版. 医学書院, pp.127-133，2017.
Summary 疾患が徴候から各論で説明されており，調べやすくわかりやすい. 非神経科専門医も持っておきたい一冊.

10）Sasano H, Shikishima K, Aoki M, et al：Efficacy of intensity-modulated radiation therapy for optic nerve sheath meningioma. Graefes Arch Clin Exp Ophthalmol, **257**：2297-2306, 2019.

11）山本哲也：緑内障診療ガイドライン解説　緑内障診療テキスト. 南江堂, pp.59-63，2018.
Summary 緑内障ガイドラインの解説という形で，緑内障専門医が知っておくべき知識を網羅して解説している.

12）山田裕子：読影シリーズ まぎらわしい例 血管異常を含む眼底異常に伴う例. Frontiers in Glaucoma，**10**：1-5，2009.

13）Sakata R, Yoshitomi T, Iwase A, et al：Factors Associated with Progression of Japanese Open-Angle Glaucoma with Lower Normal Intraocular Pressure. Ophthalmology, **126**：1107-1116, 2019.

14）Quinn NB, Azuara-Blanco A, Graham K, et al：Can ultra-wide field retinal imaging replace colour digital stereoscopy for glaucoma detection? Ophthalmic Epidemiol, **225**：63-69, 2018.

15）松本佳子，中村　誠：視神経萎縮. 1336 専門家による私の治療 2017-18 年度版. 日本医事新報社, p.1313，2017.

Monthly Book OCULISTA
創刊 5 周年記念書籍

好評書籍

すぐに役立つ
眼科日常診療のポイント
―私はこうしている―

■編集　大橋裕一(愛媛大学学長)／村上　晶(順天堂大学眼科教授)／高橋　浩(日本医科大学眼科教授)

日常診療ですぐに使える！
診療の際にぜひそばに置いておきたい一書です！

眼科疾患の治療に留まらず、基本の検査機器の使い方から
よくある疾患、手こずる疾患などを豊富な図写真とともに
詳述！患者さんへのインフォームドコンセントの具体例を
多数掲載！
若手の先生はもちろん、熟練の先生も眼科医としての知識
をアップデートできる一書！ぜひお手に取りください！

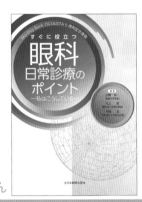

■2018 年 10 月発売　オールカラー　B5 判
　300 頁　定価10,450 円(本体 9,500 円＋税)
　※Monthly Book OCULISTA の定期購読には含まれておりません

Contents

全日本病院出版会　〒113-0033　東京都文京区本郷 3-16-4　Tel:03-5689-5989
www.zenniti.com　Fax:03-5689-8030

MB OCULI. No. 101 : 41−48, 2021

特集／超高齢者への眼科診療─傾向と対策─

高齢者の糖尿病網膜症マネージメント

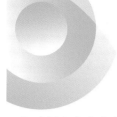

OCULISTA

加藤亜紀*

Key Words : 糖尿病網膜症(diabetic retinopathy),糖尿病黄斑症(diabetic macular edema),糖尿病連携手帳・糖尿病眼手帳,血管内皮増殖因子阻害療法(anti-vascular endothelial growth factor therapy),網膜光凝固(laser photocoagulation)

Abstract : 日本の人口高齢化に伴い,高齢の糖尿病患者が増加している.また高齢で,糖尿病網膜症により視覚障害に認定されるケースも少なくない.高齢者に対しても網膜症の進行防止のためには適切な血糖コントロールと血圧・脂質代謝・食事や運動等,総合的に管理がなされることが望ましいが,実際には困難である場合が多い.また重症の網膜症を抱える患者ほど定期受診が必要であるが,高齢者では受診そのものが遠のく傾向にあり,併発合併症により網膜症の評価が正確にできないことがあるだけでなく,検眼鏡的には実際の病気よりも軽症に診えてしまうことがあり注意が必要である.治療に関しては健康状態や治療のコンプライアンスを総合的に評価して,網膜光凝固,血管内皮増殖因子(vascular endothelial growth factor : VEGF)阻害療法,硝子体手術を適切な時期に検討し,視機能低下が避けられない場合にはロービジョンケアの導入を検討する必要がある.

はじめに

　近年,日本の人口の高齢化は非常に速いスピードで進んでおり,社会構造のみならず医療にも大きな変化をもたらしている.超高齢化社会において健康寿命の延伸の必要性が重視されるなか,人間が外界から得る情報の 80% を担うとされている「視覚」を維持することは高齢者の quality of life (QOL)の低下を防ぐために不可欠である.糖尿病網膜症は,高血糖が持続することにより網膜血管が機能的・器質的に障害され二次的に周囲組織が障害される血管病変である.腎症,神経症とならんで糖尿病に特有の細小血管合併症で,放置すると進行性に重度の視力低下を引き起こしうる.糖尿病網膜症診療の目的は,早期に診断し,適切な

治療を適切な時期に行うことで,quality of vision (QOV)ひいては QOL を維持することである.高齢者においては QOV の低下は認知症にもつながり,それを阻止することは極めて重要である.しかし高齢の糖尿病患者では,血糖コントロールが緩めである,眼科への定期受診が滞りがちになる,糖尿病網膜症の重症度判定が難しい,治療は全身状態への配慮が欠かせない等,高齢者特有の問題がある.

　本稿では高齢者における糖尿病網膜症の管理に重点をおいて述べる.

我が国の糖尿病網膜症の現状

　厚生労働省による平成 29 年の「国民健康・栄養調査」[1]では,我が国の 20 歳以上の成人で糖尿病患者(糖尿病が強く疑われる者)は男性 18.1%,女性 10.5%で,約 1,000 万人と推定され,70 歳以上では男性の 23.2%,女性の 16.8%が「糖尿病が強

* Aki KATO,〒467-8601　名古屋市瑞穂区瑞穂町川澄1　名古屋市立大学大学院医学研究科視覚科学,講師

表 1. 高齢者糖尿病の血糖コントロール目標(HbA1c)

患者の特徴・健康状態[注1]		カテゴリーI		カテゴリーII	カテゴリーIII
患者の特徴・健康状態[注1]		①認知機能正常 かつ ②ADL 自立		①軽度認知障害~軽度認知症 または ②手段的 ADL 低下,基本的 ADL 自立	①中等度以上の認知症 または ②基本的 ADL 低下 または ③多くの併存疾患や機能障害
重症低血糖が危惧される薬剤(インスリン製剤,SU 薬,グリニド薬など)の使用	なし[注2]	7.0%未満		7.0%未満	8.0%未満
重症低血糖が危惧される薬剤(インスリン製剤,SU 薬,グリニド薬など)の使用	あり[注3]	65 歳以上 75 歳未満	75 歳以上	8.0%未満 (下限 7.0%)	8.5%未満 (下限 7.5%)
重症低血糖が危惧される薬剤(インスリン製剤,SU 薬,グリニド薬など)の使用	あり[注3]	7.5%未満 (下限 6.5%)	8.0%未満 (下限 7.0%)	8.0%未満 (下限 7.0%)	8.5%未満 (下限 7.5%)

治療目標は,年齢,罹病期間,低血糖の危険性,サポート体制などに加え,高齢者では認知機能や基本的 ADL,手段的 ADL,併存疾患なども考慮して個別に設定する.ただし,加齢に伴って重症低血糖の危険性が高くなることに十分注意する.

注1:認知機能や基本的 ADL(着衣,移動,入浴,トイレの使用など),手段的 ADL(IADL:買い物,食事の準備,服薬管理,金銭管理など)の評価に関しては,日本老年医学会のホームページ(http://www.jpn-geriat-soc.or.jp/)を参照する.エンドオブライフの状態では,著しい高血糖を防止し,それに伴う脱水や急性合併症を予防する治療を優先する.

注2:高齢者糖尿病においても,合併症予防のための目標は 7.0%未満である.ただし,適切な食事療法や運動療法だけで達成可能な場合,または薬物療法の副作用なく達成可能な場合の目標を 6.0%未満,治療の強化が難しい場合の目標を 8.0%未満とする.下限を設けない.カテゴリーIIIに該当する状態で,多剤併用による有害作用が懸念される場合や,重篤な併存疾患を有し,社会的サポートが乏しい場合などには,8.5%未満を目標とすることも許容される.

注3:糖尿病罹病期間も考慮し,合併症発症・進展阻止が優先される場合には,重症低血糖を予防する対策を講じつつ,個々の高齢者ごとに個別の目標や下限を設定しても良い.65 歳未満からこれらの薬剤を用いて治療中であり,かつ血糖コントロール状態が表の目標や下限を下回る場合には,基本的に現状を維持するが,重症低血糖に十分注意する.グリニド薬は,種類・使用量・血糖値等を勘案し,重症低血糖が危惧されない薬剤に分類される場合もある.

【重要な注意事項】

糖尿病治療薬の使用に当たっては,日本老年医学会編「高齢者の安全な薬物療法ガイドライン」を参照すること.薬剤使用時には多剤併用を避け,副作用の出現に十分に注意する.

(日本老年医学会,日本糖尿病学会編著:高齢者糖尿病診療ガイドライン 2017.p.46,南江堂,2017.より引用)

く疑われる者」であったと報告されており,我々が高齢者を診察する際には常に糖尿病の可能性を念頭に置かなければならない.また久山町で行われた疫学研究[2]では,糖尿病患者の網膜症の有病率は 16.9%であったとされている.さらに最近本邦で行われた調査[3]では,新たに視覚障害に認定された患者のうち 12.8%が糖尿病網膜症による視覚障害であった.年齢別にみると 22.8%が 70 歳以上の高齢者で,うち 7.8%は 80 歳以上と報告されており,高齢になってから視覚障害を生じることも少なくない.

糖尿病網膜症のリスク因子と全身管理

糖尿病網膜症のリスク因子として最も重要なのは,高血糖であり,糖尿病罹病期間が長いほど糖尿病網膜症の有病率と重症度はともに上昇する[4].日本糖尿病学会では,糖尿病網膜症等の細小血管合併症・進展予防の観点からヘモグロビン

(hemoglobin:Hb)A1c の目標値を 7.0%未満としている.また低血糖や,高血圧,血清脂質や腎機能等も糖尿病網膜症の進展に影響を与える.

食事,運動等の生活習慣の改善は糖尿病治療の基本であり総エネルギー摂取量を適正化するとともに,炭水化物を 50~60%,蛋白質を 20%エネルギー以下とし,残りを脂質で摂取,そして 1 日 20 g 以上の食物繊維を摂取するのが良いとされている[5].また適度な運動も血糖コントロールに有効[6]で,2 型糖尿病患者に対しては,血糖・血圧等のコントロールに加え,脂質異常症・生活習慣(食事療法,運動療法,禁煙指導)といった多数の因子に対する介入治療を行うことで,糖尿病網膜症の進展リスクが大きく低下する.

したがって高齢者に対しても網膜症の進行防止のためには適切な血糖コントロールはもちろん,血圧・脂質代謝・食事や運動等,総合的に管理がなされることが望ましい.しかし,高齢者では,

表 2. 推奨される眼科受診間隔

Davis 分類	国際重症度分類	受診間隔
網膜症なし	網膜症なし	1回／1年
単純糖尿病網膜症	軽症～中等症非増殖網膜症	1回／6か月
増殖前糖尿病網膜症	重症非増殖網膜症	1回／2か月
増殖糖尿病網膜症	増殖網膜症	1回／1か月

(日本糖尿病眼学会診療ガイドライン委員会：糖尿病網膜症診療ガイドライン(第1版). 日眼会誌, 124：955-981, 2020. より引用)

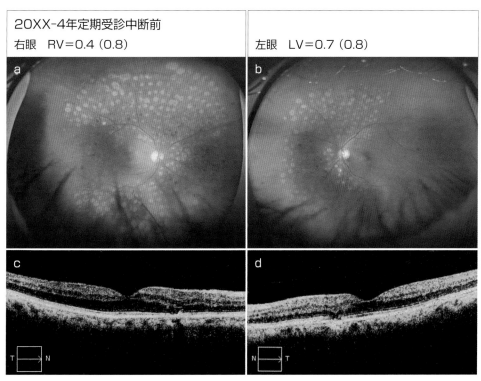

20XX-4年定期受診中断前

右眼　RV＝0.4 (0.8)　　　　左眼　LV＝0.7 (0.8)

図 1. 症例：84歳, 男性. 定期受診中断前の眼底所見

若い頃から不規則な食生活が続いていた. 50歳代で糖尿病, 高血圧と診断され, 内科に通院. インスリン治療を受けていた. 70歳以降独居となってからは自炊が困難となり腎機能が徐々に増悪した. また狭心症, 視床のラクナ梗塞も発症し, 狭心症薬, 抗血小板薬による加療も受けていた. HbA1cは7～8％台であった. 眼科には不定期に通院しており, 50歳代で両眼の網膜光凝固を受けた. その後も不定期に眼科受診を継続していたが, 80歳での受診を最後にしばらく受診が途絶えた. 通院中断前の視力は右：0.4(矯正0.8), 左：0.7(矯正0.8). U字に網膜光凝固が施行されており, 耳側に網膜出血を認めるが, 新生血管や網膜内細小血管異常(IRMA)は認めなかった(a, b). また黄斑浮腫も認めなかった(c, d).

a, b：超広角眼底撮影像　　　c, d：網膜光干渉断層像

糖尿病の進行が緩徐になること, 自己管理が不十分な場合に低血糖のリスクがあることに加えて, 食事・運動療法の負担, 多剤併用のリスク等から, 各々の目標値をあまり厳しくしない傾向にある[7]. 表1に示すように認知症やactivities of daily living(ADL)の低下があり, インスリン製剤やスルホニル尿素(sulfonylurea：SU)剤等を使用して

いる場合にはHbA1cは8.0％未満が目標とされている. 家族や施設で生活し, 周囲の協力が得られる場合には投薬, 食事のコントロールが可能であるが, 独居の高齢者では, 投薬管理ができない, 買い物や調理が困難で食事が偏りがち等の問題が生じる. 白内障や糖尿病黄斑症で視力が低下している場合にはさらに全身管理が困難となる.

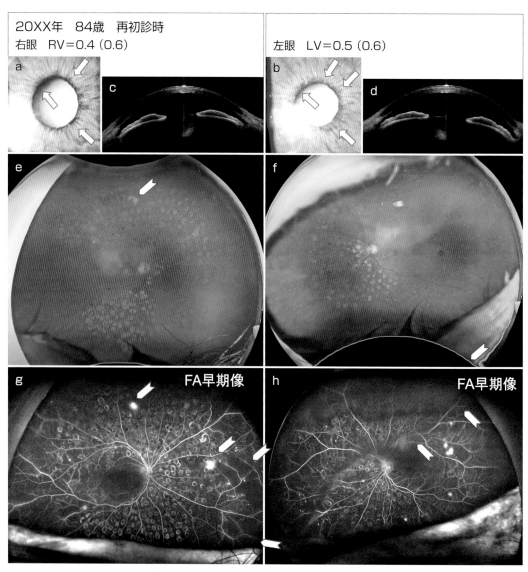

図 2. 症例：84 歳，男性．再初診時の前眼部および眼底像

20xx 年，眼脂が出るとのことで 4 年ぶりに眼科を受診した．両眼結膜炎と診断，レボフロキサシン点眼および 0.1％フルオロメトロン点眼処方，網膜症のフォローが中断されていたことがわかり，翌週の受診を指示した．視力は右：0.4（矯正 0.6），左：0.5（矯正 0.6），眼圧右：14 mmHg，左：14 mmHg．細隙灯検査では両眼ともに瞳孔縁に虹彩ルベオーシスを認め（a，b：矢印），浅前房化していた（c，d）．眼底検査では，網膜出血は以前あまり変化ないが（e，f），右眼に新生血管を認め（e：矢頭），フルオレセイン蛍光眼底造影では，腕―網膜時間は 15 秒，新生血管（g，h：矢頭）および広範な，無灌流領域を認めた（g，h）．頭部 MRI では陳旧性梗塞を認めたが，新鮮梗塞はなく内頸動脈や眼動脈の狭窄も認められなかった．

a，b：細隙灯顕微鏡像　　c，d：前眼部光干渉断層像
e，f：超広角眼底像　　g，h：フルオレセイン蛍光眼底（FA）早期像

糖尿病網膜症の診察

　通常 2 型糖尿病では，診断された時点から定期的な眼科受診が必要で，推奨される診察間隔は重症度によって異なる（表 2）．糖尿病網膜症で治療

を必要とするほど網膜症が悪化する患者は 40～60 歳代に多く，90 歳以上の高齢者では重症の糖尿病網膜症になる頻度が低下するので，定期検査は必ずしも施行しなくても良いとの報告もある[8]．しかし，なかにはゆっくりと進行し，高齢で硝子

体出血や血管新生緑内障を生じて硝子体手術や緑内障手術が必要になることもある.

我が国における糖尿病患者の眼科受診率は48%で,うち96.8%が眼底検査を実施されていたとの報告がある[9]. 70〜79歳の受診率は55%,80歳以上では53%であった. 糖尿病の罹患期間が長いほど網膜症が重症化することを考えると,本来高齢者ほど受診が必要であるが,高齢者の場合には,まず受診そのものが遠のく傾向にある. また白内障を有する場合には,白内障により眼底検査が困難になり,網膜症の評価が正確にできないことがあるのみでなく,水晶体の膨隆により狭隅角をきたしていると,散瞳検査を頻回に行うことを避けることもある. さらに検眼鏡的に網膜出血,網膜内細小血管異常(intraretinal microvascular abnormalities:IRMA),軟性白斑等があまり目立たず,一見軽症〜中等症非増殖網膜症のようにみえても,フルオレセイン蛍光眼底造影検査(fluorescein angiography:FA)を施行すると広汎な無灌流領域(nonperfusion area:NPA)や新生血管が存在している場合があり注意が必要である(症例:84歳,男性.図1〜3).

糖尿病黄斑浮腫に関しては,視力低下を訴えることが少ない高齢者においても,光干渉断層計の発達により視力低下をきたす以前も含めて,浮腫の程度や増悪の有無を詳細に評価できる. 近年普及している超広角眼底撮影機器では,無散瞳かつ白内障がある程度あっても眼底の評価が可能である機種が多くある. また造影剤を用いないでも網膜の循環を評価できる光干渉血管撮影も撮影範囲が広がってきており,高齢者の糖尿病網膜症患者に活用することで,診察そのものの負担軽減とより正確な診断につながることが期待される.

糖尿病網膜症の治療

治療は網膜症の病期および視力を脅かす糖尿病黄斑浮腫の有無により異なる. 軽症,中等症非増殖網膜症では視力を脅かす糖尿病黄斑浮腫を伴わなければ網膜症治療は必要としない. 重症非増殖網膜症では1年以内に半数が増殖網膜症に進行するとされており[10],注意が必要である. FAで3象限以上にNPAを認めた場合には汎網膜光凝固を行うことが推奨されているが[11],高齢者では,定期通院が困難になる可能性や,白内障や認知症で網膜光凝固が困難になる可能性,健康状態や治療のコンプライアンスを総合的に評価して,適応がある場合には早めに汎網膜光凝固を施行することも考慮すべきである. 増殖網膜症では汎網膜光凝固は必須となる. すでに牽引性網膜剝離が存在したり,硝子体出血があったりして汎網膜光凝固を完成させることが困難な場合には,硝子体手術が必要になる. 硝子体手術は手術時間も長く,術後に腹臥位の体位制限等を指示する場合もあり高齢者にとって負担が大きい. 体位制限が不可能な高齢者には,より長期のタンポナーデ物質であるシリコーンオイルを選択することも必要である. さらに血管新生緑内障となる線維柱帯切除術等の緑内障手術が必要になる場合もある. 手術が適切に施行されたとしても,視力予後は不良であることが多い. 欧米では血管内皮増殖因子(vascular endothelial growth factor:VEGF)阻害療法が汎網膜光凝固術の代替治療になる可能性が示されたが[12][13],通院が困難になる可能性,全身合併症を多く抱える高齢者に対しては,硝子体手術や緑内障手術の補助的療法として用いたとしても,汎網膜光凝固の代替として用いるには慎重な判断が必要である.

一方で糖尿病黄斑浮腫に対しては,視力低下を回避するためVEGF阻害薬は第一選択になりうると考えられる. VEGF阻害薬は高価なうえ,頻回投与を要する場合が多いのが課題であり,また有害事象として高血圧や出血性梗塞等が報告されている[14]. 高齢の糖尿病患者では高血圧の合併や脳梗塞の既往も多く,視力,中心窩網膜厚,全身状態を含めた医学的所見,および経済的,社会的状況等を総合的に考慮し,実際の治療適応や再投与間隔を決定する必要がある. 従来から行われている直接／格子状網膜光凝固や持続性副腎皮質ス

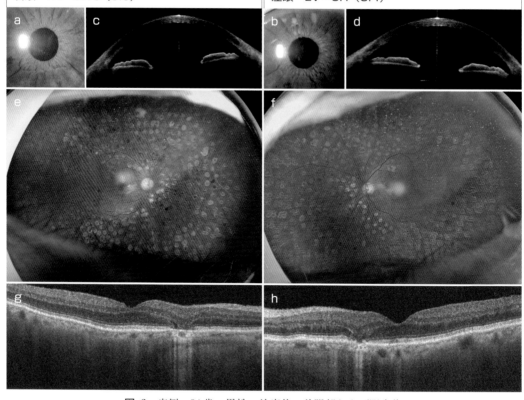

図 3. 症例：84 歳，男性．治療後の前眼部および眼底像

増殖糖尿病網膜症および虹彩ルベオーシスと診断．高齢，脳梗塞の既往，腎機能不良なことから，当初はVEGF阻害薬の使用を避けたが，左眼の網膜光凝固（＋トリアムシノロン後部テノン嚢下投与）後に眼圧が上昇，浅前房も増悪したため，本人，家族，内科とも相談のうえ，両眼白内障（眼内レンズ挿入）手術，アフリベルセプト硝子体内注射，トリアムシノロン後部テノン嚢下投与および汎網膜光凝固を施行した．虹彩ルベオーシスは両眼ともに退縮し（a，b），浅前房も解消された（c，d）．半年後，網膜は既存の新生血管は一部残存しているが新たな増殖性変化はなく（e，f），黄斑浮腫も認めていない（g，h）．

a，b：細隙灯顕微鏡像　　c，d：前眼部光干渉断層像
e，f：超広角眼底像　　g，h：光干渉断層像

テロイドであるトリアムシノロンアセトニドの硝子体内注射あるいはテノン嚢下注射を併用することも有用である．これらの治療は全身に与える影響は少ないが，ステロイドによる眼圧上昇や，白内障，網膜光凝固による網膜下線維増殖や瘢痕拡大（atrophic creep）が生じることがあり，患者に十分な説明が必要である[15]．

高齢糖尿病患者の診療で気を付けること

以上のことから，高齢の糖尿病患者の診療で注意する点を表3に示した．高齢者に対しては，まず社会的背景を把握する必要がある．網膜症がない，あるいは治療後で病態が落ち着いていても1年に一度程度の定期受診が望ましい．網膜症は進行した段階でも自覚症状が乏しいことが多く，定期受診も間隔が開きすぎてしまうと忘れてしまうことがある．しかし高齢者では自分で記憶しておくことが困難なこともあるので，本人のみでなく家族や介護者にも説明が必要である．眼科的に治療が必要な患者では内科とのより一層の連携強化

が必須となる．現在糖尿病学会から「糖尿病連携手帳」が，糖尿病眼学会からは「糖尿病眼手帳」が発行され普及している．患者の意識向上，治療放置，中断への対策，連携の強化のためいずれも改変が重ねられ，近年では視力，眼圧，網膜症の重症度以外にも黄斑浮腫や VEGF 阻害療法に関する記載欄もある．連携手帳は眼科の状況を把握するのに非常に有用であるが，なかには眼科で記載しても「この手帳は眼科で使用するものである」と思って内科の主治医にみせていない患者もおり，確認が必要である．

実際の眼科での診察においては，高齢者では重症の糖尿病網膜症になる頻度が低下するが，なかには一見重症にみえなくてもゆっくりと進行し，硝子体出血や血管新生緑内障を生じる患者がいること，自覚症状がなくても黄斑浮腫により視力が低下していることがあることに注意して診断を行い，社会的背景と全身状態を十分に評価したうえで汎網膜光凝固や VEGF 阻害療法，その他の治療を行っていく必要がある．それでも生活に支障がでる視力や視野障害が生じたときには，積極的にロービジョンケアを行うことが望ましい．本人のQOL 向上のための遮蔽眼鏡やルーペ，拡大読書器・タブレット端末の使用，症状に応じてインスリン注射や自己血糖測定等のための音声読み上げ機能つき測定器の導入も検討する必要がある．

おわりに

高齢者では糖尿病網膜症に対して治療介入する頻度は減少する．しかし，フォローアップ，治療にあたっては高齢者特有の注意が必要であり，他の診療科，家族，その他の看護・介護者等と協力しながらの対応が必要である．そして初期段階で糖尿病網膜症を発見し，糖尿病網膜症を発症，増悪させないように生活習慣の改善を実現できるような教育が重要であると考えられる．また治療においては複数の選択肢を適切に組み合わせ，患者個人に最適である治療を考えなければならない．治療しても，あるいは治療が困難で視機能低下が

表 3．高齢の糖尿病網膜症患者のフォローアップにおける留意点

全身マネージメント	網膜症マネージメント
社会的背景	**網膜症フォロー**
サポート可能な家族・施設	視力（視野）
介護・福祉サポートの介入	網膜症の重症度
定期受診が可能な頻度	可能な定期受診の頻度
連携手帳・眼手帳の活用	治療必要性
日常生活・全身状態	糖尿病黄斑浮腫の存在
年齢	**合併症**
認知機能レベル	緑内障・狭隅角
ADL レベル	白内障
食生活	**治療**
糖尿病コントロール	汎網膜光凝固
罹病期間	VEGF 阻害療法
使用薬剤	網膜直接凝固／格子状凝固
目標とされている HbA1c	ステロイド局所投与
実際の HbA1c	**ロービジョンケア**
投薬マネージメント能力	遮光眼鏡／ルーペ
低血糖発作の有無，頻度	拡大読書器
合併症	タブレット端末
高血圧	音声器具
脂質代謝異常	
腎機能障害	
脳・心血管障害の既往	

避けられない場合にはロービジョンケアの導入が望ましいと考えられる．

文　献

1) 厚生労働省：平成 29 年国民健康・栄養調査報告. 2019.
   https://www.mhlw.go.jp/stf/seisakunitsuite/bunya/kenkou_iryou/kenkou/eiyou/h29-houkoku.html
2) 安田美穂：【糖尿病網膜症 Update—疫学から最先端治療まで—】糖尿病網膜症の疫学　久山町研究からわかること．糖尿病プラクティス，**33**：535-539，2016.
3) Morizane Y, Morimoto N, Fujiwara A, et al：Incidence and causes of visual impairment in Japan：the first nation-wide complete enumeration survey of newly certified visually impaired individuals. Jpn J Ophthalmol, **63**：26-33, 2019.
   Summary　日本において新たに視覚障害に認定された患者の原因疾患を調査した論文.
4) Kawasaki R, Tanaka S, Tanaka S, et al：Incidence and progression of diabetic retinopathy in Japanese adults with type 2 diabetes：8 year follow-up study of the Japan Diabetes Compli-

cations Study(JDCS). Diabetologia, **54**: 2288-2294, 2011.

Summary 糖尿病網膜症進行のリスクファクターを調査した論文.

5）日本糖尿病学会：糖尿病診療ガイドライン 2019. 南江堂, pp. 31-55, 2019.

6）Kuwata H, Okamura S, Hayashino Y, et al：Higher levels of physical activity are independently associated with a lower incidence of diabetic retinopathy in Japanese patients with type 2 diabetes：A prospective cohort study, Diabetes Distress and Care Registry at Tenri(DDCRT15). PLoS One, **12**: e0172890, 2017.

7）荒木　厚, 井藤英喜：「高齢者糖尿病診療ガイドライン 2017」を踏まえた治療の要点と展望. 日老医誌, **55**: 1-12, 2018.

8）加藤真央, 福嶋はるみ, 加藤　聡ほか：90 歳以上の高齢者糖尿病に対する眼科診療の実態. 臨床眼科, **72**: 1291-1295, 2018.

9）Sugiyama T, Imai K, Ihana-Sugiyama N, et al：Variation in process quality measures of diabetes care by region and institution in Japan during 2015-2016：An observational study of nationwide claims data. Diabetes Res Clin Pract, **155**: 107750, 2019.

Summary 日本における糖尿病患者の眼科受診率が 48% であったと報告した論文.

10）Early photocoagulation for diabetic retinopathy. ETDRS report number 9. Early Treatment Dia-betic Retinopathy Study Research Group. Ophthalmology, **98**(5 Suppl)：766-785, 1991.

11）日本糖尿病眼学会診療ガイドライン委員会：糖尿病網膜症診療ガイドライン(第 1 版). 日眼会誌, **124**: 955-981, 2020.

12）Gross JG, Glassman AR, Jampol LM, et al：Panretinal Photocoagulation vs Intravitreous Ranibizumab for Proliferative Diabetic Retinopathy：A Randomized Clinical Trial. JAMA, **314**: 2137-2146, 2015.

Summary 増殖糖尿病網膜症に対する VEGF 阻害療法の有用性を示した論文.

13）Sivaprasad S, Vasconcelos JC, Prevost AT, et al：Clinical efficacy and safety of a light mask for prevention of dark adaptation in treating and preventing progression of early diabetic macular oedema at 24 months(CLEOPATRA)：a multicentre, phase 3, randomised controlled trial. Lancet Diabetes Endocrinol, **6**: 382-391, 2018.

14）Schlenker MB, Thiruchelvam D, Redelmeier DA：Intravitreal anti-vascular endothelial growth factor treatment and the risk of thromboembolism. Am J Ophthalmol, **160**: 569-580 e565, 2015.

15）Fong DS, Segal PP, Myers F, et al：Subretinal fibrosis in diabetic macular edema. ETDRS report 23. Early Treatment Diabetic Retinopathy Study Research Group. Arch Ophthalmol, **115**: 873-877, 1997.

ここからスタート！
眼形成手術の基本手技

編集　鹿嶋友敬
　　　今川幸宏
　　　田邉美香

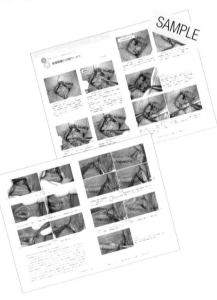

眼形成手術に必要な器具の使い方、症例に応じた手術デザインをはじめ、麻酔、消毒、ドレーピングを含めた術中手技の実際を、多数の写真やシェーマを用いて気鋭のエキスパートが解説！
これから眼形成手術を学んでいきたい眼科、形成外科、美容外科の先生方にぜひ手に取っていただきたい1冊です。

B5判　オールカラー　184頁
定価 8,250円（本体 7,500円＋税）
2018年1月発行

◀更に詳しい内容は
　弊社 HP を Check!

CONTENTS

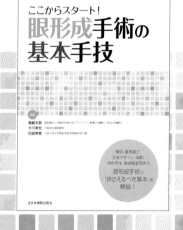

全日本病院出版会
〒113-0033 東京都文京区本郷 3-16-4　Tel:03-5689-5989
www.zenniti.com　　　　　　　　　　　　　　Fax:03-5689-8030

MB OCULI. No. 101：50−55, 2021

特集／超高齢者への眼科診療―傾向と対策―

全身状態を考慮した AMD マネージメント

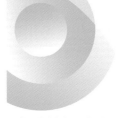

OCULISTA

小沢洋子*

Key Words： 加齢黄斑変性（age-related macular degeneration：AMD），抗血管内皮増殖因子療法（抗 vascular endothelial growth factor 療法：抗 VEGF 療法），有害事象（adverse event：AE），喫煙（smoking），高脂肪食（high-fat diet），AREDS に基づくサプリメント

Abstract：滲出型加齢黄斑変性（AMD）の治療には抗血管内皮増殖因子療法（抗 VEGF 療法）が用いられることが多い．一方，AMD は高齢者に生じる疾患であり，リスクファクターに喫煙やメタボリックシンドローム等があることから心血管系イベントの既往を有する患者も少なくない．抗 VEGF 製剤は硝子体内に投与されるが，全身血中にも移行し，血管イベントを誘発しうる．AMD 眼の治療にあたっては，患者背景に気を配り，リスク-ベネフィットを考えた治療が必要である．また，現行では治療法のない萎縮型 AMD や AMD 前駆病変を持つ者については禁煙や食生活，ライフスタイルの改善，AREDS に基づくサプリメントの摂取が推奨されるが，その説明の仕方は個々の医療従事者に任されている．そこで，本稿では，必ずしも明文化されていない AMD 日常診療の考え方を，これまでの臨床報告や疫学解析の結果とともに述べる．

はじめに

　加齢黄斑変性（age-related macular degeneration：AMD）は国内外で失明原因の上位を占め，国内では 50 歳以上の 1％以上にみられる疾患である．黄斑に脈絡膜新生血管を生じる滲出型 AMD（図 1）と網膜・脈絡膜が萎縮する萎縮型 AMD（図 2）に分類され，さらに AMD 発症の前段階とされる前駆病変（図 3）がある．活動性の滲出型 AMD に対しては，抗血管内皮増殖因子療法（抗 vascular endothelial growth factor 療法：抗 VEGF 療法）や光線力学的療法（photodynamic therapy：PDT）が行われるが，萎縮型 AMD や前駆病変に対する承認済みの治療法はない．本症は元来，高

齢者に生じることから，治療法の選択においては個々の症例の背景に気を配ることは重要である．本稿では，日常診療において AMD 患者，特に高齢患者の場合に留意すべき点を述べる．

AMD 治療の第一選択は抗 VEGF 療法

　活動性のある滲出型 AMD 治療の第一選択は現在，抗 VEGF 療法である．多施設前向き研究では，抗 VEGF 製剤単独療法による平均視力の上昇や平均網膜厚の減少が報告され[1]，世界的に多くの施設が抗 VEGF 療法を取り入れていることはいうまでもない．一方，我々の単施設の後ろ向き解析の結果ではあるが，抗 VEGF 製剤単独療法により治療した場合，治療開始から 1 年後に，滲出性変化が残存あるいは増悪していた症例は，ラニビズマブ（ルセンティス®）単独では 17％[2]，アフリベルセプト（アイリーア®）単独では 13％[3]という結果が示された（図 4）．これらの解析では，治療

* Yoko OZAWA，〒104-8560　東京都中央区明石町9-1　聖路加国際大学，研究教授／聖路加国際病院眼科，部長／〒160-8582　東京都新宿区信濃町35慶應義塾大学医学部眼科学教室，特任准教授

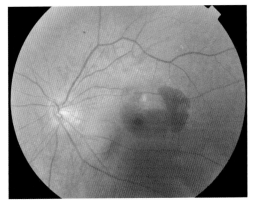

図 1. 活動性のある滲出型加齢黄斑変性の
眼底写真

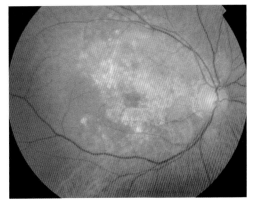

図 2. 萎縮型加齢黄斑変性の眼底写真

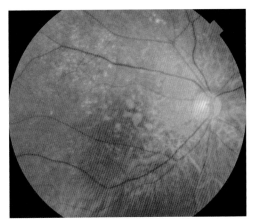

図 3. 加齢黄斑変性の前駆病変の眼底写真

開始から1か月ごとに3回投与した後,滲出性変化が再発したら再投与するという基準で行われた.これらの結果をみると,1年以上の治療が必要な症例が少なくないことも明らかである.ポリープ状脈絡膜血管症(polypoidal choroidal vasculopathy:PCV)に限った後ろ向き研究では,抗VEGF製剤単独療法の場合,一度滲出性変化が消失したものの初回治療から2年間で滲出性変化が再発した症例は75%であった[4].AMDの治療は長期戦であるといえる.

PDTは一部のPCVに有効であることが知られ,治療開始時に抗VEGF製剤と併用すると抗VEGF製剤の投与回数を減らせることが示された[5].一方,PDT治療に伴う新生血管からの出血は課題とされたが,抗VEGF療法を併用することで出血の可能性が抑制されると報告された[6].そ

こで,PDTに抗VEGF療法を併用することもある.いずれにせよ,滲出型AMDの治療の大半に抗VEGF療法が用いられていることに変わりはない.

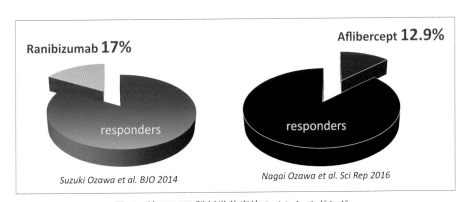

図 4. 抗VEGF製剤単独療法のノンレスポンダー
加齢黄斑変性の初めての治療として,抗VEGF製剤を導入期3回投与した後,滲出性変化があれば再投与をする方針で,治療開始1年後に滲出性変化が残存あるいは増悪した患者の割合

（文献2,3より）

表 1. 加齢黄斑変性のリスクファクター

1. 加齢
2. 喫煙
3. high-BMI（肥満）
4. 高血圧
5. 動脈硬化
6. 光曝露
7. 補体の遺伝子異常

硝子体内投与された抗 VEGF 製剤は全身に移行する

抗 VEGF 製剤は元来，全身投与によるがん治療に用いられ，全身への影響として高血圧，タンパク尿のほか，製剤によっては上気道感染，食欲不振や下痢等の消化器障害や倦怠感，さらに重篤なものとして，消化管出血や穿孔，動脈血栓等が報告される[7]．AMD に対する抗 VEGF 療法は硝子体内注射，すなわち局所注射により投与されるが，微量とはいえ血中に検出されることが知られている[8)9]．AMD 患者の血中薬剤が評価され，実際に投与 30 日後まで検出された[8)9]．そして血中 VEGF レベルは低下し，特に投与後 1〜7 日に低値を示す[9]．その後薬物の代謝に伴い血中 VEGF レベルは回復するものの，一時的にせよ全身への影響の可能性は否めず，そのときに心血管イベント等をきたさない保証はない．

眼疾患に対する抗 VEGF 療法の全身的な有害事象（adverse event：AE）の報告をまとめた総説がある[10]．これによれば，抗 VEGF 療法を受けたものはコントロールに比べて有害事象の頻度が高いということはなく，薬剤による違いもなかったとしている．しかし，AMD 患者に限って解析したところ，抗 VEGF 療法は眼外の出血（血尿，血腫，斑状出血，消化管出血等）のリスクを上げるという総説が 4 編あるのも事実である．AMD は高齢者に多い，もしくは治療を続ける間にさらに高齢化することのほかに，AMD のリスクファクター（表 1）には喫煙やメタボリックシンドロームがある[11]ことから潜在的に全身性変化のリスクが高い可能性がある．AMD 病態には全身的なマクロファージの異常活性化の影響があることも知られ[12)13]，マクロファージは動脈硬化にも関連深

い[14]こと等から，AMD を生ずる者はそもそも全身的に血管イベントを起こしやすい可能性も否定はできない．

心血管系イベントの既往がある患者，ハイリスクである患者の抗 VEGF 療法

では，心血管系イベントの既往のある患者，明らかな既往はなくてもハイリスクと思われる患者，さらには明らかなリスクがないとはいえ非常に高齢な患者の抗 VEGF 療法をどう考えるか．眼だけでなく，患者として一個体として考えたときの，リスク−ベネフィットの関係をみて治療を決めることになるであろう．明確なルールはないが，私見では，明らかな麻痺の残っているような重篤な脳梗塞既往患者（ラクナ梗塞等ではなく），6 か月以内に心血管イベントの発作のあった患者には，投与を避けたほうが良いのではないかと考えている．かつて，内頸動脈の狭窄が著しく，次にイベントがあったら植物人間になりかねないから，抗 VEGF 療法はやめたほうが良いと内科から連絡があった患者もいた．一方，90 歳を超えていても，100 歳以上まで生きるつもりだから，それまで視機能を維持できるように治療をしてくださいと発言する患者もいる．明らかなリスクがなければ，年齢だけで一律に治療適応を決め，高齢であるからという理由だけで治療の権利を奪ってはならないと考える．個々の患者に応じて考える必要があるだろう．

抗 VEGF 療法を避けたほうが良いと思われる場合にはどうするか．それも個々の患者において考える必要がある．麻痺患者や最近の発作のある患者でなければ，最低限の投与にするよう，必ずしも 3 回投与はしない．treat and extend レジメン（毎回投与はするが滲出性変化がなければ投与間隔をあける）は用いないで必要時のみ投与する等の臨機応変さが必要になるであろう．また，拡大しつつある病変を持ち，何らかの治療をせざるを得ない場合や PCV であり PDT が効きやすいと考えられる場合には，PDT を行うことも考えた

い．患者の求めに応じて抗VEGF療法は行わない決断をした症例に，抗炎症作用を期待してステロイドの局所注射のみを行ってみたこともあったが，予想通り効果は乏しかった．VEGF以外の標的を持つ治療の開発が望まれる．まだ動物実験の段階ではあるが，我々はAMDの病態にマクロファージのコレステロール排出不全に伴う異常活性化があり，その制御にアンジオテンシンⅡ1型受容体拮抗剤(angiotensin Ⅱ type 1 receptor blocker：ARB)が効果を持つことを報告した[12]．ARBは高血圧治療薬として長年使われている．単独で新生血管の制御ができるとは考えていないが，このような新規治療法が開発され，アジュバンド治療として利用できる日が近い将来には来るかもしれない．

非活動性の滲出型 AMD，萎縮型 AMD，AMD 前駆病変の治療

心血管イベントの既往やリスクにかかわらず，非活動性の滲出型 AMD，萎縮型 AMD，AMD 前駆病変には，現時点で承認された治療法はない．日本眼科学会のガイドラインによれば，萎縮型 AMD や AMD 前駆病変を持つ者に対してはライフスタイルと食生活の改善や Age-related Eye Disease Study(AREDS)に基づくサプリメント摂取が推奨されている[15]．治療がうまくいって活動性を抑えられた者や治療を断念した者についても，この方針に準じて良いであろう．

ライフスタイルの改善とはなにか．まず第一は禁煙であろう．喫煙はどのコホートでみてもAMDのリスクファクターの第1位に上がる[11)16]．また，喫煙歴があっても禁煙すると AMD 発症のリスクが下がることも示された[17]．さらに，喫煙をしていると抗 VEGF 療法を行っても，非喫煙群に比べて網膜厚が厚く，滲出性変化が残るリスクが上がることが示された[18]．AMD を発症していても未発症であっても，いずれにせよ禁煙したほうが良いことは明白である．

食生活で気を付けるべきことは何か．肥満や高

表 2．AREDS に基づくサプリメント

AREDS で提案されたβカロテンは，同じカロテノイド群であるルテイン・ゼアキサンチンで補完できるとされた．

ビタミン C(500 mg)
ビタミン E(400 IU)
亜鉛(25 mg*)
銅(2 mg**)
ルテイン(10 mg)・ゼアキサンチン(2 mg)

*AREDS では亜鉛は 80 mg 摂取されたが，AREDS2 では 25 mg でも効果が変わらないとされた．
**亜鉛摂取に伴う銅の吸収不良を補うため，銅が含まれる．

血圧等のメタボリックシンドロームは AMD のリスクファクターであり[11]，バランスの良い，適切なカロリーや塩分量を守った食事は重要である．そして，高脂肪食摂取は AMD のリスクであることがフランスのコホート研究で示された[19]．上述の我々の動物実験では，高脂肪食を継続摂取したマウスでマクロファージの異常と，網膜色素上皮細胞に脂質の異常沈着を生じ，視機能低下をきたしていた[12]．脂質にも留意すべきであろう．

サプリメントは種類を選ぶ必要がある．エビデンスがあるのは AREDS に基づくサプリメントの配合である．米国で行われた 2 つの臨床試験 AREDS[20] と AREDS2[21] の結果を合わせると，AMD 発症予防に有効な成分はビタミン C，ビタミン E，亜鉛，ルテイン・ゼアキサンチンといえる(表2)．βカロテンは当初，AREDS に基づくサプリメントに入れられていたが，喫煙者がβカロテンを摂取すると肺がんのリスクが上がると報告され[22]，同じカロテノイドのルテイン・ゼアキサンチンに置き換えられた．さらに，サプリメントは食品扱いであり品質の保証を得られにくいことは課題である．ただし，これらの臨床試験では，AMD 前駆病変を持つ眼，もしくは他眼に AMD を発症したが対象眼にはまだ AMD を発症していない眼について，5 年間摂取し続けたときの AMD 発症率の抑制が示されたものであり，長期継続が重要といえる．日常診療においてサプリメントについて患者に話す際には，最初から長期継続の重要性と，発症予防であり自覚症状が変わらないことが目標であるから，目に見えた効果が実感でき

なくても継続する方針を持つことを忘れずに伝えたいものである.

なお,サプリメントは食品因子であり,これらの成分が食品から十分に摂取できていればあえて用いる必要はないはずである.しかし,例えばAREDS2 の参加者の1日のルテイン摂取量は1,000 kcal 食品摂取量あたり 0.55〜5.3 mg にわたるとされ(1日 2,000 kcal 食べているとすれば1.1〜10.6 mg という計算である),かなり幅がある.食品から摂取できていないと考えられる者には,特に積極的に勧めて良いであろう.

おわりに

AMD は慢性の酸化ストレスと炎症を背景とする疾患であり[23],発症してからもこの背景因子が変わるわけではないことから,治療は長期戦と考える必要がある.もともと高齢で全身リスクを持つ患者もいれば,治療を続ける間に高齢化して全身リスクを持つようになる患者もいる.日常診療においては,眼の診察をしつつ,患者背景にも気を配る必要がある.

文 献

1) Heier JS, Brown DM, Chong V, et al：Intravitreal aflibercept(VEGF trap-eye)in wet age-related macular degeneration. Ophthalmology, **119**(12)：2537-2548, 2012.

2) Suzuki M, Nagai N, Izumi-Nagai K, et al：Predictive factors for non-response to intravitreal ranibizumab treatment in age-related macular degeneration. Br J Ophthalmol, **98**(9)：1186-1191, 2014.

3) Nagai N, Suzuki M, Uchida A, et al：Non-responsiveness to intravitreal aflibercept treatment in neovascular age-related macular degeneration：implications of serous pigment epithelial detachment. Sci Rep, **6**：29619, 2016.

4) Nagai N, Suzuki M, Minami S, et al：Dynamic changes in choroidal conditions during anti-vascular endothelial growth factor therapy in pol-ypoidal choroidal vasculopathy. Sci Rep, **9**(1)：11389, 2019.

5) Gomi F, Oshima Y, Mori R, et al：INITIAL VERSUS DELAYED PHOTODYNAMIC THERAPY IN COMBINATION WITH RANIBIZUMAB FOR TREATMENT OF POLYPOIDAL CHOROIDAL VASCULOPATHY： The Fujisan Study. Retina, **35**(8)：1569-1576, 2015.

6) Wang W, He M, Zhang X：Combined intravitreal anti-VEGF and photodynamic therapy versus photodynamic monotherapy for polypoidal choroidal vasculopathy：a systematic review and meta-analysis of comparative studies. PLoS One, **9**(10)：e110667, 2014.

7) Kamba T, McDonald DM：Mechanisms of adverse effects of anti-VEGF therapy for cancer. Br J Cancer, **96**(12)：1788-1795, 2007.

8) Avery RL, Castellarin AA, Steinle NC, et al：Systemic Pharmacokinetics and Pharmacodynamics of Intravitreal Aflibercept, Bevacizumab, and Ranibizumab. Retina, **37**(10)： 1847-1858, 2017.

9) Avery RL, Castellarin AA, Steinle NC, et al：Systemic pharmacokinetics following intravitreal injections of ranibizumab, bevacizumab or aflibercept in patients with neovascular AMD. Br J Ophthalmol, **98**(12)：1636-1641, 2014.

10) Thulliez M, Angoulvant D, Pisella PJ, et al：Overview of Systematic Reviews and Meta-analyses on Systemic Adverse Events Associated With Intravitreal Anti-Vascular Endothelial Growth Factor Medication Use. JAMA Ophthalmol, **136**(5)：557-566, 2018.
    Summary 総説を集めさらにメタ解析であり,有害事象に焦点をあてた点で貴重な論文である.

11) Clemons TE, Milton RC, Klein R, et al：Age-Related Eye Disease Study Research, G., Risk factors for the incidence of Advanced Age-Related Macular Degeneration in the Age-Related Eye Disease Study(AREDS) AREDS report no. 19. Ophthalmology, **112**(4)：533-539, 2005.

12) Nagai N, Kawashima H, Toda E, et al：Renin-angiotensin system impairs macrophage lipid metabolism to promote age-related macular degeneration in mouse models. Commun Biol, **3**(1)：767, 2020.

Summary 高脂肪食を継続摂取させたマウスにおいて，網膜色素上皮の AMD 様の異常脂質の沈着と，マクロファージのコレステロール代謝異常のメカニズムを解析した論文．今後，関連分子の臨床研究が期待される．

13) Sene A, Khan AA, Cox D, et al：Impaired cholesterol efflux in senescent macrophages promotes age-related macular degeneration. Cell Metab, **17**(4)：549-561, 2013.

14) Horio E, Kadomatsu T, Miyata K, et al：Role of endothelial cell-derived angptl2 in vascular inflammation leading to endothelial dysfunction and atherosclerosis progression. Arterioscler Thromb Vasc Biol, **34**(4)：790-800, 2014.

15) 髙橋寛二，小椋祐一郎，石橋達朗ほか：加齢黄斑変性の治療指針．日眼会誌, **116**：1150-1155, 2012.

16) Smith W, Assink J, Klein R, et al：Risk factors for age-related macular degeneration：Pooled findings from three continents. Ophthalmology, **108**(4)：697-704, 2001.

17) Tomany SC, Wang JJ, Van Leeuwen R, et al：Risk factors for incident age-related macular degeneration：pooled findings from 3 continents. Ophthalmology, **111**(7)：1280-1287, 2004.

18) Detaram HD, Joachim N, Liew G, et al：Smoking and treatment outcomes of neovascular age-related macular degeneration over 12 months. Br J Ophthalmol, **104**(7)：893-898, 2020.
Summary 抗 VEGF 療法の治療成績を喫煙の有無に着目した解析であり，禁煙の重要性を示す．

19) Delcourt C, Carriere I, Cristol JP, et al：Dietary fat and the risk of age-related maculopathy：the POLANUT study. Eur J Clin Nutr, **61**(11)：1341-1344, 2007.

20) Age-Related Eye Disease Study Research G：A randomized, placebo-controlled, clinical trial of high-dose supplementation with vitamins C and E, beta carotene, and zinc for age-related macular degeneration and vision loss：AREDS report no. 8. Arch Ophthalmol, **119**(10)：1417-1436, 2001.

21) Age-Related Eye Disease Study 2 Research G：Lutein＋zeaxanthin and omega-3 fatty acids for age-related macular degeneration：the Age-Related Eye Disease Study 2(AREDS2)randomized clinical trial. JAMA, **309**(19)：2005-2015, 2013.

22) Alpha-Tocopherol, Beta Carotene Cancer Prevention Study Group：The effect of vitamin E and beta carotene on the incidence of lung cancer and other cancers in male smokers. N Engl J Med, **330**(15)：1029-1035, 1994.

23) Ozawa Y：Oxidative stress in the light-exposed retina and its implication in age-related macular degeneration. Redox Biol, **37**：101779, 2020.

MB OCULI. No. 101：56－62, 2021

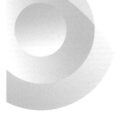

特集／超高齢者への眼科診療─傾向と対策─

高齢者に多い眼部腫瘍の診断と鑑別

OCULISTA

高比良雅之*

Key Words： 脂腺癌(sebaceous carcinoma)，基底細胞癌(basal cell carcinoma)，MALT リンパ腫(MALT lymphoma)，多形腺腫(pleomorphic adenoma)，眼内リンパ腫(intraocular lymphoma)

Abstract：高齢者にみられる眼部の腫瘍では，悪性腫瘍の頻度も高く，一方で全身疾患の併発や認知症等から，容易に病理検査や手術ができずに診療に苦慮する場合がある．高齢者の眼瞼の悪性腫瘍で特に留意すべきは，まず霰粒腫と誤診されやすい脂腺癌であり，疑わしい例では病理を確認することが重要である．眼瞼の基底細胞癌は，その典型例では視診による診断はそう難しくはないが，「ほくろ」等として長年放置されていることもあり，やはり早期の治療が望ましい．その他，扁平上皮癌，メルケル細胞癌等が代表的な眼瞼の癌である．眼窩部では，MALT リンパ腫の頻度が高く，良性の IgG4 関連疾患等との鑑別を要する．上皮性腫瘍は涙腺部に多く，多形腺腫とそれ由来の癌，また腺様嚢胞癌が代表的な疾患である．眼内では，高齢者で留意すべきは悪性リンパ腫であり，ぶどう膜炎との鑑別が重要である．

はじめに

　高齢者にみられる眼部の腫瘍では，時に良性腫瘍か悪性腫瘍(がん)かの鑑別が困難な場合がみられる．本稿では，高齢者にみられる代表的な眼部の腫瘍として，①眼瞼・結膜腫瘍，②眼窩腫瘍，③眼内腫瘍に分けて概説した．特に，それらの良悪の鑑別点について注目したい．

眼瞼・結膜腫瘍

　高齢者の眼瞼皮膚や前眼部において，視診あるいは細隙灯顕微鏡による前眼部検査により確認できる腫瘍(および腫瘤性病変)には，脂漏性角化症，母斑，霰粒腫等の良性疾患，また基底細胞癌，脂腺癌，扁平上皮癌等の悪性腫瘍が挙げられる[1)2)]．

1．眼瞼・結膜の良性腫瘍
1）脂漏性角化症

　脂漏性角化症は高齢者の眼瞼皮膚に生じる頻度の高い良性腫瘍の1つである．「老人性疣贅」とも称され，皮膚から隆起する境界明瞭なイボ状の腫瘍である(図 1-a)．表層は角化していることが多く，乳頭状，顆粒状を呈し，角(ツノ)状のものもみられる．その病理では，表皮の肥厚，角質の増生と陥入が顕著で，時に嚢胞状の角質がみられる(図 1-b)．

2）母斑(母斑細胞性母斑，色素性母斑)

　母斑(母斑細胞性母斑，色素性母斑)は，脂漏性角化症とならび頻度の高い眼瞼の良性腫瘍である．眼瞼では瞼縁に位置し眼表面(角結膜)に接することが多く(図 1-c)，脂漏性角化症と大きく異なる特徴として腫瘍表面は平滑で光沢を有する．これは増殖した母斑細胞が健常な表皮を持ち上げるためであり，病理でその様子が確認できる(図 1-d)．一方で，眼瞼縁以外の眼瞼皮膚に生じる母

---

* Masayuki TAKAHIRA，〒920-8641　金沢市宝町 13-1　金沢大学医薬保健研究域医学系眼科学教室，講師

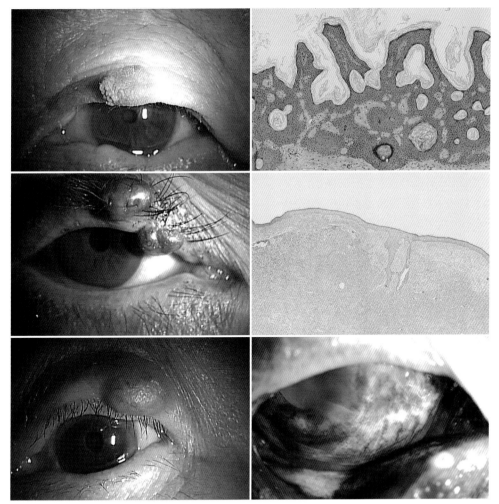

<table>
<tbody>
<tr><td>a</td><td>b</td></tr>
<tr><td>c</td><td>d</td></tr>
<tr><td>e</td><td>f</td></tr>
</tbody>
</table>

図 1. 眼瞼・結膜の良性腫瘍・腫瘤性疾患

a, b：左上眼瞼の脂漏性角化症(90歳, 女性). 病理(×5)では腫瘍表層は角化し, ツノ状にみえる.

c, d：右上眼瞼の母斑(76歳, 女性). 腫瘍表面は平滑であり, 病理(×5)では 腫瘍細胞が健常な上皮を持ち上げている.

e：左上眼瞼の霰粒腫(90歳, 女性)

f：右眼瞼結膜・球結膜の原発性後天性メラノーシス(80歳, 女性)

斑では表面の平滑さはそれほど目立たず, 視診では脂漏性角化症との区別が困難な場合もある.

3) 霰粒腫

　霰粒腫は幼児～高齢者まで幅広い年齢層にみられる眼瞼の腫瘤性病変である. 真の腫瘍性病変ではないが, 成人以降では時に視診や臨床経過のみでは脂腺癌との鑑別が困難な疾患であり留意したい(図1-e). したがって, 特に高齢者の霰粒腫摘出に際しては, 検体の病理検査への提出を想定して手術に臨みたい.

4) 原発性後天性メラノーシス(primary acquired melanosis：PAM)

　結膜に生じる後天性の色素性病変のうち原発性のものは原発性後天性メラノーシス(PAM)と呼ばれる. その異型の強いものは悪性黒色腫(メラノーマ)を発症しやすく, 臨床では濃い色素病変の隆起をみるときは, メラノーマを強く疑うべきである. PAMは, 中年以降に好発する結膜の隆起のない茶褐色の色素沈着である(図1-f). 若年からみられる結膜母斑と異なる点としては, 病巣の厚みがないこと, 色素沈着領域の境界が不鮮明

なこと，嚢胞を伴わないこと等が挙げられる．

2．眼瞼・結膜の悪性腫瘍（がん）

1）基底細胞癌

基底細胞癌は眼瞼にみられる悪性腫瘍のなかでは，最も頻度の高いものである[1)2)]．発症部位や施設によっては形成外科で治療される場合もある．主に50歳以降でみられ，高齢者の下眼瞼に発症することが多い腫瘍である．眼瞼縁にみられる隆起した黒色あるいは茶褐色の色素を伴う結節状の腫瘍である．潰瘍とそれに伴った皮膚の陥凹をみることが多く（図2-a, b），一方で表面が平滑な隆起性病変である場合もある．所属リンパ節転移や遠隔転移をきたすことは稀であるが，切除後の眼瞼・眼窩部の再発には留意すべきである．鑑別すべき疾患としては，脂漏性角化症，母斑や悪性黒色腫，また色素が少ない症例では脂腺癌が挙げられる．

2）脂腺癌

脂腺癌は本邦では基底細胞癌とならび最も頻度の高い眼瞼悪性腫瘍である（図2-c, d）．眼領域以外の皮膚にも脂腺癌は生じるが，それは白人に多く，一方で眼領域に生じる脂腺癌は日本等，アジア人種に多いとされる[3)]．脂腺癌の多くの症例報告は30～90歳にわたりその中央値は70歳前後であるので，やはり高齢に多い疾患である．先述のように，時に霰粒腫との鑑別が困難であるので，迷う際には病変切除・生検を行い，病理を確認すべきである．その病理では本邦では，節状病変を有する結節型（図2-d）が大多数であるが，一方米国からの報告ではびまん性の眼瞼肥厚を呈するびまん型の占める割合が高く，局所再発，遠隔転移をきたしやすい．眼瞼脂腺癌の予後について，古くは5年以内の腫瘍死が30％にも及ぶような比較的高率の報告が散見され，最近でも地域や統計年によっては同様の報告もみられる．しかし，近年の本邦からの報告では施設によって若干の差があるものの，局所再発，リンパ節・遠隔転移ともに5～10％程度の率とされる．それら症例群の解析では，stage T3a 以上（AJCC 7 版）では局所再発率

が高く，また局所再発や転移のリスクが高い因子として，stage T3a 以上，びまん性の形状，最大径20 mm 以上等が挙げられている[4)]．

3）扁平上皮癌

眼瞼結膜あるいは球結膜に生じる癌で，ピンク色の腫瘍が結節状，カリフラワー状に増殖する（図2-e）．異常角化による白色のプラークをみることもある．病理では，高分化型扁平上皮癌では角質を形成する腫瘍細胞が重層扁平上皮の性状を示し（図2-f），癌真珠をみる場合もある．角質形成が乏しい場合には低分化型扁平上皮癌となるが，眼瞼では低分化型脂腺癌との鑑別を要する．

4）メルケル細胞癌

メルケル細胞は皮膚の感覚受容体の1つであり眼瞼に多く分布するが，その細胞由来の癌がメルケル細胞癌である[5)]．60歳以上の高齢者の顔面・頭部に好発し，特に上眼瞼に多くみられる．腫瘍は結節状に隆起し，赤色～紫色の色調を呈することが多い（図2-g）．基底細胞癌や脂腺癌に比較するとその頻度は低いが，局所再発・転移を生じやすい腫瘍であり留意が必要である．

5）悪性黒色腫

眼瞼皮膚や結膜に悪性黒色腫が発症することは比較的稀である．角結膜の原発性後天性メラノーシス（PAM）や母斑が発症母地と考えられている．結膜面に広がる茶褐色の病変で，PAM と異なる点はその色調と厚みである（図2-h）．遠隔転移をきたしやすく，肺，肝，骨髄に生じやすい．ひとたび転移を生じるとその予後は概して不良である．

眼窩腫瘍

高齢者の眼窩部（眼瞼・眼表面・眼内を除く）に発症する腫瘍・腫瘤のうち頻度が高く，留意すべき疾患としては，リンパ増殖性疾患と涙腺由来の腫瘍が挙げられる．それらの治療に際しては，特に良性か悪性かの診断が重要である．これらリンパ増殖性疾患ではCTやMRI等の画像診断のみでは診断を得にくく，病理検査を極力行うように努めたい．

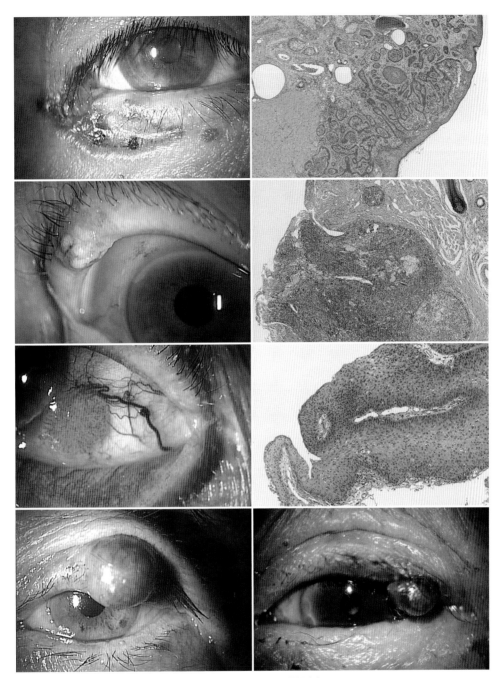

<table>
<tr><td>a</td><td>b</td></tr>
<tr><td>c</td><td>d</td></tr>
<tr><td>e</td><td>f</td></tr>
<tr><td>g</td><td>h</td></tr>
</table>

図 2. 眼瞼・結膜の悪性腫瘍

a，b：右眼瞼の基底細胞癌(70 歳，男性)．腫瘍表面は一部潰瘍化し，
病理(×5)では，大小不整な上皮蜂巣がみられる．

c，d：右上眼瞼縁の脂腺癌(84 歳，女性)．病理(×5)では明るい，胞体
を有する細胞が増生し胞巣を形成する．

e，f：左球結膜の扁平上皮癌(76 歳，女性)．病理(×10)では，重層扁平
上皮が肥厚し，核腫大・不整を有する腫瘍細胞が増生している．

g：左上眼瞼のメルケル細胞癌(86 歳，女性)

h：左上眼瞼の悪性黒色腫(80 歳，男性)

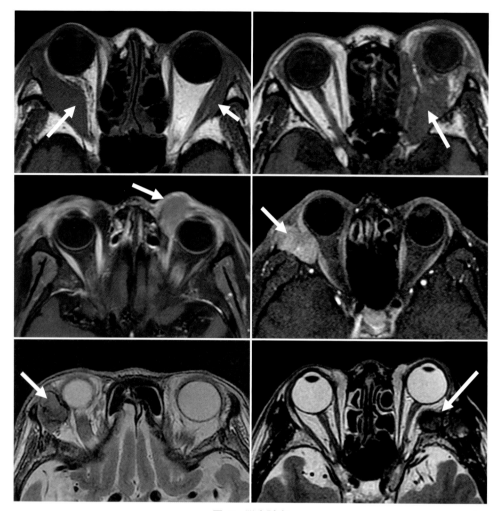

図 3. 眼窩腫瘍

a	b
c	d
e	f

a：IgG4 関連眼疾患(87 歳，女性)．両側の涙腺腫大・深部腫瘤，高 IgG4 血症
　（717 mg/dl）がみられ，右視神経症を伴っていた．
b：左眼窩の MALT リンパ腫(91 歳，女性)
c：左眼窩のびまん性大細胞型 B 細胞リンパ腫(89 歳，女性)
d：左涙腺の腺様嚢胞癌(71 歳，男性)．眼窩骨破壊を伴っている．
e：右涙腺の多形腺腫(81 歳，男性)
f：左涙腺の多形腺腫源癌(67 歳，男性)．眼窩骨破壊を伴っている．

1．リンパ増殖性疾患

1）IgG4 関連疾患と反応性リンパ過形成（特発眼窩炎症）

　リンパ増殖性疾患のうちリンパ腫でない，すなわち悪性腫瘍でない病態は IgG4 関連疾患あるいは反応性リンパ過形成(特発眼窩炎症)に分類される．IgG4 関連疾患とは，血清 IgG4 の上昇に伴って，膵，涙腺(図 3-a)，唾液腺，腎，血管，肺等，全身の諸臓器に IgG4 陽性細胞の浸潤による腫瘤性病変をきたす疾患である[6]．IgG4 関連眼疾患の

診断時年齢の中央値は 60 歳代であり，80 歳以上の高齢者にも発症しうる[7]．IgG4 関連眼疾患において頻度の高い病変は，涙腺腫大(図 3-a)，三叉神経腫大，外眼筋腫大であり，また比較的稀ではあるが視神経症をきたす症例(図 3-a)も存在する．IgG4 関連眼疾患の診断に際して最も重要なことは，リンパ腫との鑑別であり[8]，特に眼窩 MALT リンパ腫では病理組織での IgG4 染色陽性や血清 IgG4 の上昇をみることがあるので注意が必要である．

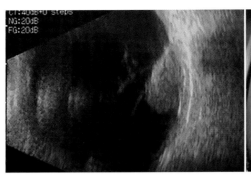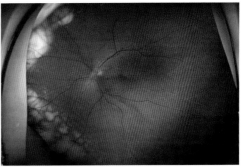

a | b

図 4. 眼内腫瘍
a：左眼内のメラノーマ(79歳，男性)．眼底後極にドーム状の隆起病変がみられる．
b：左眼内のリンパ腫(76歳，女性)．眼底鼻側周辺に網膜下病変がみられる．

リンパ腫でなく，またIgG4関連疾患でもないリンパ増殖・浸潤病変は反応性リンパ過形成(特発眼窩炎症)である．これら良性の眼窩リンパ増殖性疾患の治療の基本はステロイドの全身投与であり，通常成人ではプレドニン®20～40 mg/日からの漸減療法を行う．

2）リンパ腫

眼窩に発症するリンパ増殖性疾患のうち最も多いものはMALTリンパ腫(図3-b)である．低悪性度のリンパ腫であり，診断時にステージIE，すなわち眼窩に限局していることが多く，その際には放射線照射の適応となりうる．先述のようにIgG4関連疾患から発生し，両者がオーバーラップする症例もあるので[8]，その診断に際してはやはり極力その病理を確認したい．その他眼窩には，中等度悪性度のびまん性大細胞型B細胞リンパ腫(DLBCL)(図3-c)が時にみられ，その病勢の進行は早く失明のリスクも高いので，早急に診断し，治療を開始する必要がある．

2．涙腺の腫瘍

リンパ増殖性疾患を除く上皮性眼窩腫瘍の好発部位は涙腺である．それらのうち頻度の高いものには，涙腺の腺様嚢胞癌(図3-d)，多形腺腫(図3-e)とそれ由来の癌(多形腺腫源癌)(図3-f)，腺癌等が挙げられる．それらの好発年齢は40歳以降であり，特に高齢者に限られた腫瘍ではない．多形腺腫はその名称の通り多彩な病理像を呈する良性腫瘍であり，眼窩では涙腺に好発する．その硬い球状の性状から，しばしば眼球を圧排して偏位させたり，眼窩骨を圧排させて変形させたりする

が，眼窩骨破壊を伴うことはない．画像で骨破壊がみられる際(図3-d, f)には悪性転化した腫瘍あるいは他の癌を疑う．多形腺腫は悪性化しやすい腫瘍であるので，生検手術は原則禁忌とされ，画像診断がつけば全摘出をめざす．

涙腺の癌は希少疾患ではあるが，なかでも頻度の高い腺様嚢胞癌(図3-d)は，容易に神経浸潤をきたして隣接臓器の再発や遠隔転移をきたしやすい疾患である．しばしば三叉神経の浸潤による疼痛を訴える．近年では，腫瘍と隣接する眼球を含めた眼窩内容除去は行わずに，眼球を温存して可及的に腫瘍を全摘出し，放射線照射を追加する治療が主流である[9]．

眼内腫瘍

成人の眼球内に生じる原発の悪性腫瘍で頻度の高いものには，メラノーマ(図4-a)と悪性リンパ腫(図4-b)がある[10]．眼内メラノーマの発症年齢は30歳代以降と比較的若く，高齢者に限られた疾患ではない．高齢者の眼内にみられる悪性腫瘍で最も留意すべきは眼内リンパ腫であり，ぶどう膜炎との鑑別が問題となる．眼内リンパ腫には，硝子体内に腫瘍細胞が増殖し混濁をきたすもの，あるいは網膜下に斑状病変をきたすもの，またその両者が混在するものがある．硝子体混濁の様子はしばしばオーロラ様と形容される．ぶどう膜炎との鑑別に関しては，網膜硝子体手術による硝子体の細胞診，網膜下病変の組織診，硝子体のIgH遺伝子再構成，インターロイキン10とインターロイキン6の比率(IL-10/IL-6)，フローサイトメト

リー等の結果より判断する．眼内の悪性リンパ腫の病変に対しては，メトトレキサートの眼内局所注射や放射線照射が施行される．脳病変の併発に留意すべきであり，中枢神経に病変が及ぶ症例では全脳照射[11]や全身化学療法が治療の選択肢となるが，ひとたび中枢に病変が及ぶと概して寛解に至るのは困難である．

文　献

1) 後藤　浩編：眼科プラクティス24 見た目が大事 眼腫瘍．文光堂，2008.

2) Shields JA, Shields CL：Eyelid conjunctival, and orbital tumors. 3rd ed. Wolters Kluwer Philadelphia, USA, 2015.

3) Owen JL, Kibbi N, Worley B, et al：Sebaceous carcinoma： evidence-based clinical practice guidelines. Lancet Oncol, 20：e699-e714, 2019.
   Summary 眼領域以外の領域に生じる皮膚の脂腺癌は白人に多く，一方で眼領域の脂腺癌は日本等，アジア人種に多い．

4) Sa HS, Rubin ML, Xu S, et al：Prognostic factors for local recurrence, metastasis and survival for sebaceous carcinoma of the eyelid：observations in 100 patients. Br J Ophthalmol, 103：980-984, 2019.

5) North VS, Habib LA, Yoon MK：Merkel cell carcinoma of the eyelid： A review. Surv Ophthalmol, 64：659-667, 2019.

6) Umehara H, Okazaki K, Masaki Y, et al：Comprehensive diagnostic criteria for IgG4-related disease(IgG4-RD), 2011. Mod Rheumatol, 22：21-30, 2012.
   Summary IgG4関連疾患の包括診断基準．

7) Goto H, Takahira M, Azumi A：Japanese Study Group for IgG4-Related Ophthalmic Disease. Diagnostic criteria for IgG4-related ophthalmic disease. Jpn J Ophthalmol, 59：1-7, 2015.
   Summary IgG4関連眼疾患の診断基準．

8) Japanese study group of IgG4-related ophthalmic disease： A prevalence study of IgG4-related ophthalmic disease in Japan. Jpn J Ophthalmol, 57：573-579, 2013.
   Summary 本邦における眼窩リンパ増殖性疾患の多施設調査．

9) Rose GE, Gore SK, Plowman NP：Cranio-orbital Resection Does Not Appear to Improve Survival of Patients With Lacrimal Gland Carcinoma. Ophthalmic Plast Reconstr Surg, 35：77-84, 2019.

10) Shields JA, Shields CL：Intraocular tumors. 3rd ed. Wolters Kluwer Philadelphia, USA, 2015.

11) Kaburaki T, Taoka K, Matsuda J, et al：Combined intravitreal methotrexate and immunochemotherapy followed by reduced-dose whole-brain radiotherapy for newly diagnosed B-cell primary intraocular lymphoma. Br J Haematol, 179：246-255, 2017.

MB OCULI. No. 101：63－69, 2021

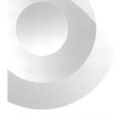

特集／超高齢者への眼科診療─傾向と対策─

高齢視覚障害者への対応
─ロービジョンケア─

OCULISTA

堀　寛爾*

Key Words： ロービジョンケア(low vision care：LVC)，視覚障害者(visually impaired persons)，視覚補助具 (low vision aids)，身体障害者手帳(physical disability certificate)，防災(disaster prevention)

Abstract：高齢視覚障害者は当面増加するものと思われる．身体障害者手帳は公的サービスを受けるための要件になっていることも多く，また自治体の作成する避難行動要支援者名簿に載るための基本的な手段である．障害年金は 65 歳以上で新規申請はできないが，額改定請求ができる場合がある．介護保険の意見書は視覚障害を前提とした様式ではないが，必要なサービスがあることは記載しなければ考慮されない．いずれも眼科医の診断書や意見書が必要である．ロービジョンケアの基本は高齢者であっても変わらず，困り事を 1 つずつ解決していくことになる．視覚障害に関連する補助具はいろいろあるが，日用品の工夫や周囲の気遣い等ちょっとしたことで解決できるものも多い．超高齢者では今まさに困っていることに注目して導入コストの低い解決策を提示することが良好な結果となる．長期的には眼科医がリハビリテーションや福祉の分野に積極的に参画するべきである．

高齢視覚障害者の概数

2019 年時において[1]，日本の人口のうち 65 歳以上の高齢者は 28.4％を占め，そのうち約半数を 75 歳以上が占めている．2016 年の厚生労働省の調査[2]によれば，視覚障害児・者は約 31.2 万人，65 歳以上が 2/3 を占め，70 歳以上でも過半数である（図 1）．また 2015 年に新規で身体障害者手帳を取得した視覚障害者(18 歳以上)は，年齢では 80 歳代，70 歳代，60 歳代(それぞれ 29.6％，26.3％，17.3％)の順に多く，原因疾患は加齢とともに着実に進行すると考えられる緑内障，網膜色素変性，黄斑変性(それぞれ 28.6％(1 位)，14.0％(2 位)，8.0％(4 位))で過半数に達すると報告[3]されている．なお，同報告での第 3 位は糖尿病網膜症(12.8％)であり有病率は年齢とともに上がるが，

糖尿病網膜症診療ガイドライン[4]によれば 2000 年以降の疫学研究では特に増殖糖尿病網膜症や糖尿病黄斑浮腫等，視力をおびやかす可能性のある糖尿病網膜症の有病率は低下傾向である．これは糖尿病治療の進歩によるもので，糖尿病の罹患率が増えても視力をおびやかす可能性のある糖尿病網膜症は減っているためと考察される．

公的サービスの申請

1．身体障害者診断書・意見書

身体障害者手帳の疑義解釈通知[5]には「乳幼児の視力は概ね満 3 歳になってから」と記載があるが，これは年齢による制限ではなく妥当な検査の可否による制限である．同様に，加齢とともに認知機能の低下等に伴い検査が成立しない高齢者も視覚障害としての認定は制限がかかる可能性があるが，本質的には申請の年齢制限はない．入院や入所により生活に要求される自立度が低く，拡大

* Kanji HORI，〒359-8555　所沢市並木 4-1　国立障害者リハビリテーションセンター病院，眼科医長

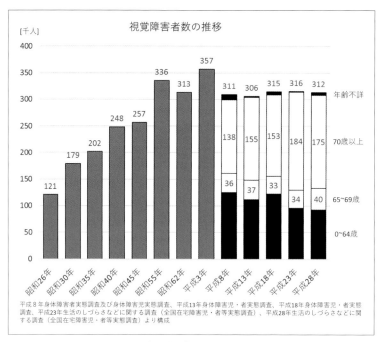

図 1. 高齢視覚障害者数の推移

読書器等，高額な補助具の購入はなく，旅行に行くこともないため交通費の減免も意味がないというような状態で，身体障害者手帳取得のメリットがないと説明されてそのままになっている例は多くあるものと思われる．高齢者で収入が年金のみである場合でも誰かの扶養家族となっている場合は，所得税や住民税の障害者控除の対象となるため，6級であっても申請するメリットがある．またさまざまな公的サービスを受ける場合にあっても，身体障害者手帳相当の視機能で申請していない者よりも視機能相当の身体障害者手帳を取得している者のほうが，正しい評価の下でのサービスを受けられる可能性が高い．また市区町村が作成する災害時の避難行動要支援者名簿[6]に掲載されるにあたっても，身体障害者手帳を取得すること，または要介護認定を受けることが，より確実かつ簡便である．すでに寝たきりに近く眼科受診のコストが著しく高い場合を除き，視機能に合わせて身体障害者手帳の申請を行う価値はある．

2．障害年金診断書

新規に障害年金を受給する場合は，65歳の誕生日の2日前までに申請する必要がある．高齢視覚障害者ですでに老齢年金を受給開始している場合は，障害年金の申請はできない．60～65歳までで老齢年金の繰り上げ受給を受けている者についても申請できない場合があるが，条件分岐が複雑であるためここでは割愛する．ただし今までに障害年金2級と認定されたことがあり，現在障害年金1級相当の視機能である場合は，額改定請求として65歳以上でも申請可能である．基礎年金，厚生年金とも障害年金の本体部分は2級で老齢年金と同額，1級で1.25倍となる(図2)．年金制度の経過措置として納めていないが受給できる部分がある場合や，配偶者や子の加算の扱いによって変わるので，複雑な条件がある場合は社会保険労務士に相談することが推奨される．いずれにしても眼科医の記載する診断書は，通常の申請に伴うものと同じ様式である．

3．介護福祉士治医意見書

視覚障害のある高齢者に関連して眼科医に発行の依頼が来る書類としては，介護保険に関する意見書が多いものと思われる．いざ依頼されると，眼科で書ける項目がほとんどない，という印象のある様式である．眼科疾患以外に特に傷病がない場合，書くべき欄は本当に限られており，多くの項目が空欄や「自立」「無」と記入することになる．挙げられている選択肢のみでは，生活が概ね「自立」していて困り事が「無」いかのような記載と

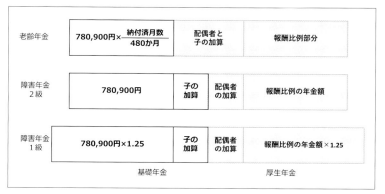

	基礎年金			厚生年金
老齢年金	780,900円× $\dfrac{納付済月数}{480か月}$	配偶者と子の加算		報酬比例部分
障害年金2級	780,900円	子の加算	配偶者の加算	報酬比例の年金額
障害年金1級	780,900円×1.25	子の加算	配偶者の加算	報酬比例の年金額×1.25

図 2. 年金額（令和3年度）

なってしまい，要介護の程度を過小評価されることを危惧してしまうが，視覚障害を前提にした様式ではないと割り切って，ありのまま記載すれば良い．視覚障害者に対して記載すべき項目は，特に転倒骨折のリスクが高いこと，移動に困難があること等が中心となる．さらに自由記述欄である特記すべき事項の欄に，視覚障害に伴う患者の困り事を詳細に記載することにより，介護サービス計画の助けになる．具体的には「身体障害者手帳○級相当の視機能のため移動に著しい困難があり，特に未知の環境での移動に際しては同行援護等のサービスが必要である」等が挙げられる．また例えば，常用のコップは食卓に置いたまま，洗濯物はハンガーに掛けたまま，という運用によって生活が自立している場合もあるので，整理整頓としてただ食器棚やタンスに収納すれば良いというものではない．患者や家族から「ヘルパーが片付けすぎる」旨の相談がある場合は，その旨を明記することによって程良い自立度を維持することが期待できる．読み書きに困難がある場合は，地方自治体や福祉サービス事業者からの郵便物を読めない可能性があるため，その患者が読める最小の文字サイズを記載するか，読める適当な文書を原寸大で複写して添付しても良い．

高齢者のロービジョンケア

1．用具の紹介

多くの用具を眼科に備えておくことは現実的ではなく，必然的に取捨選択することになる．便利な補助具があっても患者がそれを購入できないのであれば意味がない．日本点字図書館販売サイトわくわく用具ショップ[7]にはさまざまな用具が紹介されているので，参考にされたい．

また文具店や雑貨店もロービジョンケア関連の用具の宝庫である．もちろん，一般的にロービジョンケア用品という棚があるわけではなく，仮にあったとしてもその棚だけで完結するものではない．背景と文字のコントラストを付けるため，黒い紙に白いペンで筆記することはロービジョンに限らずすべての高齢者にとって優しい対応となる．クリニックの名刺を厚口で光沢のない黒紙で作成したうえで，受付に長方形のクラフトパンチを置いておけば，簡便にサインガイドを作成できる．家電のスイッチに凸点や点字があるものがあるが，高齢者の指で読み取ることは困難であり，色鮮やかで大きいハート型や星形等のシールを貼ることによりスイッチの強調が可能になる．すべての商品が創意工夫の素材であるという視点で雑貨店を巡ってみると良い．

2．ICT 機器

情報通信技術（information and communication technology：ICT）機器，いわゆるスマートフォンやタブレットは，ロービジョンケアにおいて有用であり，それは高齢者にとっても変わりない．スマートフォンは画面が見えないから操作できないという先入観でフィーチャーフォン（いわゆるガラケー）を使い続けるロービジョン者も多いが，フィーチャーフォンの画面は小さく，拡大表示すれば1画面の表示文字数が著しく減り，また表示された情報の音声読み上げ機能も限定的である．スマートフォンは音声入力も可能であり，情報も音声読み上げで出力できるので，そもそもタップ

操作をする必要性はそれほど多くない．両面のカメラを用いて拡大表示や白黒反転表示することにより，拡大鏡や手鏡として利用することもできるため，その応用範囲は広い．現在も連絡手段が自宅の固定電話のみであるような場合は別として，すでにフィーチャーフォンを使用しているようであれば，80歳であっても90歳であっても，スマートフォンやタブレットを試してみる価値はある．外出の頻度がかなり少ないようであれば，いっそ通信環境を整えてスマートスピーカーを用いる選択肢もある．

かつてはiOS端末が視覚障害者へのアクセシビリティの機能が標準搭載され充実しているために勧められていた．昨今はAndroid端末のユーザー補助機能も遜色ない程度に充実しているため，オペレーションシステムの違いは大きな問題ではなくなってきている．むしろ日常のサポートの有無が重要であるため，同居の家族や近所の友人等，気のおけない関係の人が使っている端末と同じ機種を選ぶことが有効である．ただし，先述の通り音声入力を主体に使用するにしても，ホームボタン，電源ボタン，音量ボタン等の物理ボタンはやはりあったほうが使いやすいことが多い．また総額ではICT機器のほうが安価であっても，補装具や日常生活用具を組み合わせたほうが補助金を加味した自己負担額は少ない場合もある．

タブレットはもちろん，スマートフォンであっても長時間保持し続けるのは困難である．専用の架台を使うことも考えられるが，意外と占拠する空間が広く実用的でないこともある．読み書きの補助として拡大読書器のように使う場合には，雑貨店でプラスチック製の高さ10 cm程度の箱を買ってくれば，紙面とカメラの距離が安定するために使いやすい．趣味や工作の棚にあるコの字展示台なら台の下に手を入れられるので，書きの補助にも使える．

ICT機器の音声入力をする際の留意点としては，敬語を使わないことが重要である．敬語表現に伴って付加される言葉は，情報伝達としてはほとんど価値がない．対人ではぶっきらぼうで横柄な印象になるが，人工知能としてはむしろ情報の核になる単語だけを言ったほうが，処理すべき情報が減るため楽である．高齢者に限らずデジタルネイティブでない世代としては，機械相手とはいえお願いするなら丁寧語で話してしまいがちであるが，相手を思うならなおのこと丁寧語を排して話しかけるべきである．性能は日々進歩しているので実用上で困ることは減っていくと思われるが，うまく機能しないときにはぶっきらぼうに命令するよう指導する価値はある．

3．読み書き

新聞の株式欄のように特に小さい字を見たい等といった具体的なニーズがある場合を除き，一般に高齢視覚障害者の生活で要求される文字サイズはそれほど小さいものではない．新聞の本文が読める視力も従来は0.5程度といわれていたが，最近の新聞の文字サイズであれば0.4程度となっている．ユニバーサルデザインの広まりとともに，国や自治体からの郵便物等の文字サイズも大きめになっている．

軽度の視覚障害であっても矯正視力が十分得られない場合，眼鏡店では眼科へ行くよういわれ，また眼科の視力検査でも矯正視力が不良で「眼鏡を作っても見えない」と説明され諦めているケースが散見される．老眼鏡や近用鏡等の表現で眼鏡合わせを行うと，暗黙のうちに視距離25〜30 cmとして合わせてしまいがちであるが，実際に視距離10 cmで見ている患者の場合には正視眼に+10Dのハイパワープラスレンズを合わせるような思い切った眼鏡指示箋も有用である．遠見視でも同様であり，生活のなかで患者が見やすいと感じる度数であれば，視力の値があまり変わらなくても眼鏡を作る意義がある．

拡大鏡については，若い視覚障害者よりも慎重に対応するべきである．物理学的な性質として，倍率の高いレンズほど視野は狭く，視野の広いものは重量がある．医療機関や福祉施設で試したときに文字が読めても，実際には使い勝手が悪い場

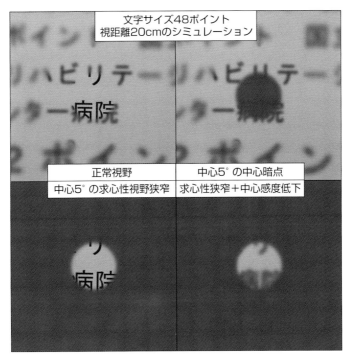

図 3. 視野による読みの困難の違い

合がある．具体的には手持ちルーペを適切な距離に保持することが困難，大きいルーペは重くて長時間持っていられない，持ちやすい拡大鏡では倍率が足りないといった問題が後から出てくることがある．可能であれば試用期間を設けて，実際の使用感を体験してから購入する体制があると良い．スタンプルーペや架台付きのもの等，手で持たない設計の拡大鏡も有用であるが，相対的に場所を取ることになる．眼鏡型拡大鏡をすでに購入されている場合もあるが，拡大倍率の高いものでも 2 倍に満たないため，文字を読むためには不十分である旨の訴えもある．置き型と眼鏡型を組み合わせる使い方もある．買い物の際の値札や消費期限の確認等に対しては，2 枚のレンズを組み合わせて 3 段階の倍率で拡大できる携帯型ルーペが携行性も高く有用である．

4．白内障手術と眼内レンズ

前項とあわせ，もし視力障害がありこれから白内障手術を計画する場合，眼内レンズ度数は思い切って近視寄りに合わせるべきである．ご友人等からの口コミとして，白内障手術によって遠くが眼鏡なしで見えるようになることを期待されている場合には，さらに術前説明が重要となる．特に

加齢黄斑変性や近視性脈絡膜新生血管，視神経症等により中心暗点のある症例では，白内障手術によっても中心視力の改善は見込まれず，術後も紙面を顔に近づけて読む必要があることが予想される．必然的に読みのために前項のハイパワープラスレンズを使うことも想定し，術前の段階ですでに近づけて読んでいる様子があるようなら，その視距離が維持されるような眼内レンズを選ぶことが望ましい．

一方で網膜色素変性のため求心性視野狭窄が著しい割に中心視力が良好である場合は，紙面を近づけると単語が視野をはみ出して読みにくくなるため，文章を読むときにはむしろ離して見ていることがある．その場合は近視を軽めにして眼鏡で調整することも検討するべきである．なお，中心感度もそれなりに障害されているタイプの求心性狭窄の場合は，将来的なことも含めてやはり近づけて見ることが予想されるので，近視は残したほうが良い(図 3)．

5．遮光眼鏡

軽度の視覚障害で自覚的には羞明を訴えていないとしても，遮光眼鏡により見やすさが劇的に改善する場合がある．通常のサングラスでは，羞明

が取れるほどの濃い色を入れるとコントラストが落ちて文字が読めなくなるが，遮光眼鏡ではその問題が軽減される．屈折矯正用のレンズに色を入れることも可能であるし，前掛け式または掛け眼鏡式で屈折矯正用眼鏡の上から装用することも可能である．いずれにしても医療機関と日常生活では光源の方向，色調，明るさ等の環境が異なるため，可能な限り貸出のうえで試用期間を設けてから処方することが望ましい．

6．点　字

　特に高齢者は，視覚障害者といえば点字，という先入観があることが多い．物覚えも若い頃のようにはいかず，指の皮膚も硬くなっている年齢で，全くのゼロから点字を学習するのは長い道のりとなる．また本人が求める情報のすべてに点字が添えられているわけではなく，墨字から情報を得る手段も併せて習得する必要がある．希望があれば指導するべきではあるが，ICT 機器や音声機器，拡大鏡等を用いて墨字から情報を得る手段を優先するべきである．

高齢視覚障害者の介護

1．自宅での介護

　自立していることは自身で行うべきだという基本は，視覚障害のない高齢者の介護と変わりない．自宅生活を想定した自立訓練を修了した患者・利用者に対しフォローアップ調査をすると，介護ヘルパーがよかれと思ってすべてやってくれるため，訓練で習得したスキルが早々に失われていることがしばしば経験される．育児と同様に，多少の不足や失敗に寛容になり，自分のことはなるべく自分でやる環境を維持することが，大局的には良好な状態を維持することにつながる．

　防災の観点から，前述の通り避難行動要支援者名簿に載り，また地域の防災訓練には可能な限り参加しておくと良い．訓練の迷惑になるといけないと参加辞退していると，障害者がいない前提で訓練が行われるため，いざ災害が起きたときに取り残される．

2．介護施設での介護

　入所によるものやデイサービスによるものも含め，介護の現場での視覚障害に対する知識や経験が乏しいことは否めない．介護やリハビリテーション関連の書籍においてもロービジョンケアに関する記述はほとんどなく，介護者がこれらの知識を得る機会は極めて限定的である．これは我々眼科医が視覚障害に限らないリハビリテーション全般に参画して来なかった責任も大いにあるものと思われ，幸運にも得られたリハビリ界隈の忌憚ない意見としては，眼科医や眼科疾患の取っ付きにくさは相当に大きいものであるとのことである．

　要介護となった視覚障害者を施設に入所させるべく，デイサービスや体験から試してみた結果，本人が入所する意義を全く見出せずに帰ってくることがある．これは家族や福祉担当者からすると認知症に伴い環境の変化を嫌っているだけにみえることがあるが，詳細な聞き取りにより施設が視覚障害者に対応できていないことが主因である場合が少なからずある．具体的には，レクリエーションで塗り絵を行ったり，歌う際に配られる歌詞カードに視覚障害への配慮がなかったりする．また麻痺等があり要介護度の高い利用者がいた場合，身体はよく動く視覚障害者への対応は優先度が下がる傾向もある．レクリエーションとしては視覚情報の必要ないもの，例えば指を使った機織りや編み物，工作等（図 4）が導入可能であれば，視覚障害者であっても楽しめる環境は実現可能である．カードゲームやボードゲームにも視覚障害者に配慮された商品がある．

　いざ入所した際に，食事でのサポートも欠落しがちである．介護職員には料理の内容と皿の位置を 1 つ 1 つ説明する余裕がないため，何を食べているかわからないまま食事をすることになる．教科書的にはクロックポジションを用いて皿の位置の説明をするようになっているが，そこまでいかなくても「左にご飯茶碗があって，右に焼き鮭があります．箸は手前に置いてあります」等，付け加えるだけでも相当に食事を楽しめることが期待さ

れる．またロービジョンケア界隈では白飯を入れ
るなら黒い茶碗等，色のコントラストの高い食器
を勧めることがしばしばあるが，それを自費で購
入して施設に持参しても施設から拒否されること
がある．個人用の食器をその個人の食事に使うこ
とにかかる手間は大きく，またその食器が業務用
食器洗浄機の熱湯殺菌（洗い60℃以上，すすぎ
80℃以上）[8]に耐える素材である確証がない場合
は，施設の運用として使用することはできない．

まとめ

　ロービジョンケアにおいて，始めることに遅い
ということはない点や個々の状況に合わせて検討
する点等は，高齢であるからといって何ら変わり
はない．若年者にあっては複数の課題を並行して
訓練することも可能であるが，高齢者では並行せ
ずに1回1課題とすることが多い．一方で超高齢
者にあっては，頻回の受診が困難であったり，1
回の受診でできる訓練量が少なかったり，困り事
が刻一刻と変わっていったりと，型に当てはめる
訓練は不適切であり，より個々の状況に合わせた
訓練計画を立てる必要性がある．これは指導者の
経験やセンスが問われる部分もあるが，とにかく
当事者が興味を持って積極的になる項目を優先的
に始めることが，長期的には良好なロービジョン
ケアにつながると考える．

文　献

1）総務省：人口推計（2019年（令和元年）10月1日現
　在）．2020.
2）厚生労働省社会・援護局障害保健福祉部：平成28
　年生活のしづらさなどに関する調査（全国在宅障
　害児・者等実態調査）．2016.
3）Morizane Y, Morimoto N, Fujiwara A, et al：

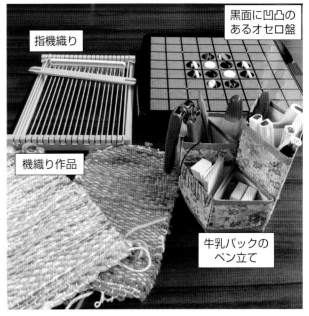

図4. 視覚に頼らないレクリエーションの例

指機織り

黒面に凹凸の
あるオセロ盤

機織り作品

牛乳パックの
ペン立て

　Incidence and causes of visual impairment in
　Japan：the first nation-wide complete enumera-
　tion survey of newly certified visually impaired
　individuals. Jpn J Ophthalmol, **63**(1)：26-33,
　2019.
　Summary　視覚障害者数に関する大規模な調査．
4）日本糖尿病眼学会診療ガイドライン委員会：糖尿
　病網膜症診療ガイドライン（第1版）．2020.
5）厚生労働省社会・援護局障害保健福祉部企画課
　長：「身体障害認定基準等取扱いに関する疑義に
　ついて」の一部改正について．2018.
6）総務省消防庁：報道資料　避難行動要支援者名簿
　の作成等に係る取組状況の調査結果等．2020.
　Summary　災害大国日本において非日常に備え
　ることは日常的に必須．
7）日本点字図書館：日本点字図書館販売サイト　わ
　くわく用具ショップ．
　http://yougu.nittento.or.jp/
　Summary　晴眼者からみても面白い用具がいろ
　いろと紹介されている．
8）一般社団法人日本厨房工業会：業務用食器洗浄機
　基準JFEA007-2012．2013.

全日本病院出版会のホームページに
"きっとみつかる特集コーナー"ができました!!

- ☺ 学会売上好評書籍のご案内や関連特集本コーナーで欲しい書籍が見つかりやすくなりました。
- ☺ 定期雑誌の最新号や、新刊書籍の情報をすばやくお届けします。
- ☺ 検索キーワードの入力でお探しの本がカンタンに見つかる、便利な「検索機能」付きです。
- ☺ 雑誌・書籍の目次、各論文のキーポイントも閲覧できます。

click

全日本病院出版会	検索

zenniti.com

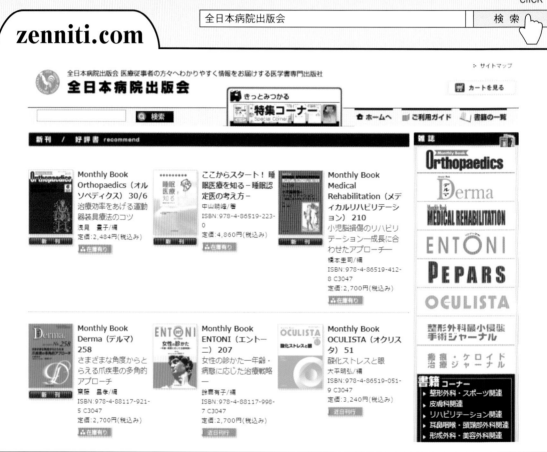

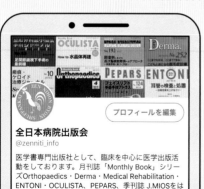

 全日本病院出版会　〒113-0033 東京都文京区本郷 3-16-4　Tel:03-5689-5989
www.zenniti.com　　　　　　　　　　　　　　　　　　Fax:03-5689-8030

MB OCULI. No. 101：71−77, 2021

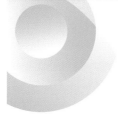

特集／超高齢者への眼科診療─傾向と対策─

高齢者への全身麻酔
─眼科医が知っておくべきこと─

山口敬介*

OCULISTA

Key Words： 高齢者手術(geriatric surgery)，全身麻酔(general anesthesia)，周術期合併症(perioperative complications)，術後せん妄(postoperative delirium)，術後認知機能障害(postoperative cognitive dysfunction)

Abstract：高齢人口の増加に伴い，眼疾患の有病率の増加が問題となっている．特に白内障は加齢とともにすべての人が罹患し，進行による視機能全体への影響が大きく，手術により確実な治療効果が期待できる疾患であるため，今後も手術が増加すると予想される．術中の安静が可能であれば，局所麻酔下手術が第一選択となるが，コミュニケーションをとることが容易でない高度な認知症患者では，全身麻酔下手術が安全と考えられる．高齢手術患者においては，術後合併症の発生および重症化のリスクが上昇することが知られており，そのなかでも頻度が高く長期予後に重大な影響を与える合併症として術後神経認知障害が挙げられる．術後神経認知障害への予防・治療戦略は，患者の自己予備力を引き出すこと，調節可能なリスク因子を可能な限り取り除く介入を行うことであり，多職種連携がポイントなる．

はじめに

　世界保健機関（WHO）の国際基準では，高齢者の定義は 65 歳以上とされており，我が国では 65〜74 歳を前期高齢者，75 歳以上を後期高齢者と規定されている．また後期高齢者のうち 85 歳あるいは 90 歳以上を超高齢者，100 歳以上を百寿者と呼んでいる．我が国では 2035 年には高齢者人口が 33.4％に到達すると予測されている[1]．

　一般に高齢者では，術後合併症の発生および重症化のリスクが上昇し，予後に大きな影響を及ぼすことが知られている．そのため高齢者周術期においては，術後管理も若年者に比べ特別な配慮が必要である．一般的に高齢者手術では，①症候が典型的でなく，診断が遅れやすい，②器官臓器の

予備能がなく，強いストレスには対処できない，③十分な術前準備が必須である，④緊急手術でのリスクが高い，⑤合併症を起こさぬように細心の注意が必要，⑥高齢自体は手術の適応禁忌とはならない，と述べられている[2]．

　眼科領域においても，人口の高齢化とともに白内障，緑内障，加齢黄斑変性症，糖尿病網膜症等，眼疾患の有病率の増加が問題となっている．特に白内障は，加齢とともにすべての人が罹患し，進行による視機能全体への影響が大きく，手術により確実な治療効果が期待できる疾患であるため，今後も手術が増加すると予想される．

眼科手術における麻酔─局麻か全麻か─

　日本における過去 21 年間に眼科手術医療費が 78.8％増加しており，眼科総医療費は 21 年にわたって医科総医療費の 4％前後を占めている．眼科手術の多くを占める白内障では，現在，本邦で

* Keisuke YAMAGUCHI，〒136-0075　東京都江東区新砂 3-3-20　順天堂東京江東高齢者医療センター麻酔科・ペインクリニック，教授

年間 130 万件以上の手術が行われている[3]．術中の安静が可能であれば，局所麻酔下手術が第一選択となる[4]．ほとんどの症例では重篤な合併症を引き起こすことなく手術が施行されている．小児，認知障害患者，高度難聴で意思の疎通が困難な場合，パーキンソン病や強い関節痛等のため安静保持が不可能な場合，患者の強い希望，局所麻酔薬アレルギー，抗凝固薬内服等がない限り，局所麻酔下手術が可能である．

一方，眼科臨床において，高齢者に多い認知症患者の白内障手術をいかに安全・確実に施行するかは重要課題である．局所麻酔下での白内障手術を受ける患者は非常に強い不安を持つことが知られている．このため，患者の不安を除く目的で術中の鎮静を導入することもあるが，局所麻酔下手術中の麻薬，静脈麻酔薬による過度の鎮静は，舌根沈下，呼吸抑制等の気道トラブルを引き起こす可能性がある．さらに，不測の事態における顕微鏡下手術中の気道確保は困難を伴うため，術中鎮静は，患者と確実にコミュニケーションが取れる程度にとどめることが重要である．また，鎮静状態が中途半端な場合や局所麻酔の効果が不十分な場合，手術刺激により突然体動が発生することもある．このような理由から，全身麻酔か，完全な覚醒状態下の局所麻酔のいずれかの方法をとることが，安全な眼科手術を施行するうえでのポイントである．

一方，理解力障害が進行した認知症患者でも，コミュニケーションがとれる限りは，手術は通常の患者と同様に施行できる場合も多い．術者が手術の進行を逐一細かく患者に伝えることにより，患者の不安が緩和される．また，対話を継続することにより，現在手術を受けているという患者の短期記憶が更新され続ける．問題となるのは高度に進行した，手術の難度が高い白内障であり，認知症患者が多く含まれていることである．コミュニケーションをとることが容易でない高度な認知症患者では，局所麻酔での白内障手術が非常に困難であり，全身麻酔下手術が安全と考えられる．

本稿では，高齢者眼科手術患者における全身麻酔による周術期合併症および診断のポイントについて解説する．

術前評価

高齢者に多くみられるフレイルは，加齢により筋力，認知機能が低下した状態であり，それに伴う生活機能障害のリスクが高い．術後合併症の発生率は，非フレイル群と比し，フレイル群で高くなり，在院日数の長期化，術後 1 年時点における機能的自立度喪失と関連しているという報告がある[5]．一方，術前からの認知機能障害は，術後せん妄のリスクであるという報告もあり[6]，術前からの認知機能障害の有無とその評価は，高齢者患者における周術期管理計画を立てるうえでも重要なポイントである．

術中管理

1．気道確保法の選択

全身麻酔が適応となる白内障手術症例の注意点は，他の眼科手術と同様である．ただし，手術時間が短いということを考慮した場合，気道確保法として気管挿管か声門上器具を選択する．挿管，抜管時の咳嗽による眼内圧上昇を回避できる声門上器具は[7]，眼科手術における全身麻酔管理に使用しても特に問題はない[8]．声門上器具使用時における致死的合併症の最大原因は誤嚥であり，臨床的に問題となるレベルの誤嚥発生率は 0.02%と報告されている[9]．そのため，逆流と誤嚥の高リスク症例への非緊急時の使用は禁忌である．また，使用時に突然換気困難となる場合がある．これは，胃送気によって胃の膨満が起こることにより，横隔膜の挙上による呼吸運動の制限が起こるためである．麻酔科医が患者の頭側に位置していない状況では，緊急時の気道確保に困難が生じるため，気管挿管のほうがより安全である．

2．全身管理

手術室入室時の血圧は出棟時の血圧よりも上昇していることが多い．特に局所麻酔下の眼科手術

表 1. 術後合併症調査：Postoperative Morbidity Survey（POMS）

	合併症	定　義
1	肺	酸素あるいは呼吸サポート（CPAP，IPPV 等）が必要な肺障害
2	感染症	抗生剤を投与中，あるいは 24 時間内に 38℃以上の発熱
3	腎	乏尿（＜500 m*l*/日），血清 Cr 値の上昇（術前から 30%以上），手術に関連しない尿道カテーテル留置
4	消化器	悪心・嘔吐，腹部膨張等による経口摂取不能
5	心血管	24 時間以内の心筋虚血・梗塞，治療を要する低血圧，不整脈，肺うっ血
6	中枢神経	術後新たな巣症状の発生，昏睡，せん妄
7	創部合併症	手術が必要な創感染，縫合不全
8	血液学的合併症	24 時間以内の血液製剤の投与
9	疼痛	非経口オピオイドあるいは区域麻酔が必要な創部痛

（文献 13 より改変）

では，緊張や局所麻酔の効果が不十分である場合，さらに血圧は上昇し，術中に 200 mmHg を超える高血圧をしばしば経験する．このような状況では，心筋梗塞や脳出血，また，眼科的にも上脈絡膜腔出血を引き起こすこともあるため，術中の血圧管理は非常に重要である[10]．しかし，白内障手術等は侵襲が小さいため，再梗塞のリスクは低いとされている．必要に応じて血管拡張薬を投与し，適切な血圧に管理することが重要である．また，手術操作による眼球圧迫，外眼筋や結膜の牽引等により，眼球心臓反射が起こりうる．徐脈，心房性期外収縮，心室性期外収縮，房室ブロック等が起こるが，その際は眼球操作を一時中断し，徐脈に対してはアトロピンの静注が有効である．また，局所麻酔下手術では顔面がドレープで覆われているため，患者が息苦しさを感じ，また呼吸状態の観察も困難であり，パルスオキシメータによるモニタリングや酸素投与が必要である．

Closed claims analysis によると，麻酔と関連した眼傷害の 30%が眼科手術中の患者の体動であり，全症例失明している．多くは全身麻酔中であるが，1/4 は局所麻酔下の鎮静中に生じていると報告されている[11]．

術後合併症

1．全身麻酔後の状態

全身麻酔後の患者は，麻酔法や術式にもよるが鎮静薬（ミダゾラム等）や麻薬性鎮痛薬（フェンタニルやレミフェンタニル）等，術中に使用した薬剤が完全に代謝されていない状態である．そのため，呼吸は換気量低下や呼吸数減少がみられ，分時換気量が低下し，動脈血中二酸化炭素分圧（$PaCO_2$）はやや上昇している．

また，残存筋弛緩は術後呼吸器合併症と関連する．スガマデクスはロクロニウムに対する拮抗薬であり，確実な筋弛緩回復効果を有するため，その使用率は高い．しかし，少量のスガマデクスで筋弛緩を拮抗した場合，再クラーレ化が生じる可能性があり，高齢者，特に腎機能障害合併症例では注意を要する[12]．

遷延する術後合併症は，術後早期死亡率の増加と関連することが縦断的観察コホート研究で示されている[13]（表 1）．

2．呼吸器合併症

全身麻酔の手術後には，しばしば呼吸器合併症が問題となる．残存する麻酔薬のために低酸素血症に対する換気増加反応も障害されていることが多い．吸入麻酔薬や乾燥した医療ガスの使用により，線毛細胞の機能低下を引き起こし気道分泌物が増加し，創部痛による咳嗽，体位変換頻度の低下も加わり，無気肺が起こりやすい状態になる．術後無気肺のリスクファクターとして，調節呼吸，上腹部開腹手術，喫煙，慢性閉塞性肺疾患（COPD）等が挙げられる．無気肺は手術途中ではなく，導入直後から発生していることが報告されている．

オピオイド投与により，低換気，高二酸化炭素血症となり，酸素化が悪化する恐れがある．その

ため，少なくとも術後60分程度は酸素投与を行うことが勧められている．高齢者や術前から呼吸機能が低下している患者，肥満患者等には，酸素投与を継続することを検討する．

3．循環器合併症

冠動脈疾患（CAD）患者の増加に伴い，CAD患者の非心臓外科手術も増加している．狭窄部位，心機能等を評価し，手術に耐えうると判断して術前から管理した場合，心筋梗塞を起こして死亡するリスクは低いものの，心筋虚血を起こす可能性はあるため注意を要する．治療にあたっては早期診断，早期治療が重要である．

術後高血圧は手術終了早期に起こり，数時間以内におさまることが多い．軽度な高血圧はそれほど有害な作用を及ぼさないが，CADや心不全，脳動脈瘤等，心血管系の異常がある場合，心筋虚血，動脈瘤破裂，肺水腫等を起こす可能性がある．高血圧の原因を検索し，まずその治療を行うことが重要である．高血圧患者では，重要臓器の自己調節範囲は高めにシフトしているため，正常血圧患者で問題ない血圧でも，臓器血流減少と，臓器機能低下を引き起こす可能性がある．

4．消化器合併症

悪心，特に嘔吐に起因する眼内圧の上昇や術後出血等を避けるため，抜管時や術後の制吐対策は重要である．高齢者ではリスクが低いものの，局所麻酔下の手術に比べて全身麻酔における術後の嘔吐の頻度が高いといわれており，術後の悪心・嘔吐（PONV）を積極的に予防することも必要になる．吸入麻酔薬のセボフルランに比べ，静脈麻酔薬のプロポフォールのほうがその発生頻度が低いという報告[14]があり，術前の患者状態によりプロポフォールを用いた麻酔維持のほうが好ましいと考えられる症例もある．予防で用いられる薬として，ドロペリドールやハロペリドール等の神経遮断薬，メトクロプラミド等の5-Ht3受容体拮抗薬，抗ヒスタミン薬等がある．

5．術後神経認知障害

高齢手術患者において，頻度が高く長期予後に重大な影響を与える合併症として術後神経認知障害が挙げられる[15)16)]．術後せん妄（postoperative delirium：POD）と術後認知機能障害（postoperative cognitive dysfunction：POCD）に大別され，体動が激しく，興奮している状態を不穏と呼んでいる．

術後神経認知障害の発症は，退院後の日常生活の質（QOL）および活動性（ADL）低下の独立危険因子となる．術前から存在する認知機能低下は術後死亡率上昇や医療費の増加と関連し，手術や麻酔により認知機能低下がさらに増悪する可能性がある．

PODは手術を契機とする意識，認知機能，知覚，および注意障害であり，通常術後早期〜数日の間に急性に発症する急性脳機能障害である．高齢者の術後合併症のなかで最も頻度が高く，術後患者の10〜50％で生じる．過活動型，低活動型，混合型があり，過活動型では不穏，暴言，暴行を呈し，患者家族や医療従事者の負担を増加させる．一方，低活動型では，傾眠や抑うつ状態が主体であり，見逃しが問題となり，低活動型で予後不良との報告がある[17)]．

POCDは，軽度から中等度の認知機能障害が術後数週間〜数か月間持続する状態である．最近の臨床・基礎研究から脳内炎症と深く関連していることが注目されている[18)]．手術では，周術期ストレス全般が脳内炎症の原因となり，術後神経認知障害のリスクとなりうる．

デクスメデトミジン（DEX）は，投与中でも軽い刺激により意思疎通可能となる鎮静薬であり，特に最近POD予防効果が報告されている．高齢者手術でも有意な効果が示され，加えて頻脈，高血圧，脳梗塞等の発生頻度が低かったことが報告されている[19)]．

周術期神経認知機能異常それぞれの危険因子を表2に示す．

1）麻酔薬

麻酔薬による脳内炎症は，年齢と麻酔時間に依存すると考えられる．高用量の麻酔薬曝露が術後

表 2. 不穏, せん妄, 術後認知機能障害の危険因子

	不 穏	術後せん妄	術後認知機能障害
患者要因	高齢 肥満 認知機能障害 精神疾患 **薬物乱用** **転倒歴**	高齢 認知予備力低下(術前から存在する認知機能神経障害) 身体予備力低下(動脈硬化, 腎機能低下, 肺疾患等) 感覚機能低下(視力・聴力) **過度の飲酒** **低栄養** 脱水 アポリポタンパク E4 遺伝子 **薬物治療あるいは薬物治療中断** 低酸素血症 **電解質異常** 感染	高齢 術前から存在する認知機能神経障害 感染症合併* 短い教育歴*
手術要因	**覚醒遅延** **術中オピオイド使用**	疼痛 長時間手術 大量出血	長時間手術* 2 回以上の手術*
環境要因	経鼻胃管 ドレーン 尿道カテーテル	**環境変化** **睡眠サイクル障害** 尿道カテーテル **拘束器具の使用**	

＊術後 1 週間までの認知機能障害の危険因子
太字は周術期の介入により改善の可能性がある印

(文献 25 より改変)

神経認知障害と関連することを示唆する報告がある.

2) 手術侵襲

手術侵襲に伴う全身炎症は, 脳内炎症を誘発しうる. 全身炎症により生じた末梢性サイトカインが血液脳関門を通過して中枢神経系に影響を与え脳内炎症を惹起させる病態が推測されている[20].

3) 疼 痛

疼痛によるストレス反応が中枢神経系に影響すると考えられる.

4) 環境要因

入院という環境の変化が急性ストレス反応となり, その適応, 不安, 手術侵襲による精神的・身体的ストレスにより, 術後神経認知障害の発症に関連する可能性がある.

5) 神経障害

低酸素血症や脳低灌流等の代謝障害は, 神経機能を直接的に障害し, 神経認知障害を引き起こす. 高齢者では脳血管疾患を合併していることも多く, 特に危険性が高い. また, 局所で神経障害が生じた場合, 脳内炎症を惹起する.

術後神経認知障害の予防と治療

術後神経認知障害のなかでも POD に関しては, ガイドラインが策定されているが[21], POCD について, 臨床的な予防・治療法は検討されていない. 術後神経認知障害に対する周術期の直接因子を完全に除去することは不可能であり, 現時点では, 予防が重要である. 術後神経認知障害への最善の予防・治療戦略は, 患者の自己予備力を引き出すこと, 調節可能なリスク因子を可能な限り取り除く介入を行うことが考えられる. 現時点で有効と考えられる介入を以下に示す.

1. プレハビリテーション・認知介入

プレハビリテーションは, 手術決定から手術までの待機期間を利用できること, 手術による身体制限がないこと, 呼吸器等, 他の合併症予防にも有効である可能性があること, 非薬物治療で適応性が広いこと等の利点があり, 高齢者の POD の予防効果が期待されている[22]. 運動習慣は退院後の健康寿命維持にも大きくかかわるため, 高齢患者に術前身体活動介入を推奨するだけでなく, 手

術を契機に退院後も運動を積極的に生活に取り入れるような指導も求められる．一方，運動が身体へ及ぼす機序については十分に解明されていないが，近年，骨格筋の収縮刺激により骨格筋自体から分泌される生理活性物質（マイオカイン）が注目されている．運動介入によるマイオカインがマイクログリア活性化を抑制し，抗脳内炎症効果を発揮することが推測されている．今後，骨格筋およびマイオカインを標的とした周術期治療戦略が注目されている[23].

2．術後鎮痛・早期離床・リハビリテーション

術後鎮痛が術後神経認知障害発生予防に有用であるが，鎮痛法の違いによる術後神経認知障害の発症は不明である．高齢認知症患者では痛みの評価が極めて困難であり，痛みの過小評価により十分な鎮痛薬の投与がなされず，興奮・攻撃性等，行動・心理症状の増悪を招いている可能性もある[24].現時点では，多面的鎮痛法で患者の満足度を向上させることが必要である．また，積極的な早期離床・リハビリテーションは，術前身体活動介入と同様，術後神経認知障害の予防・治療における有用な方法と考えられる．

おわりに

全身麻酔による眼科手術周術期合併症および注意点について述べた．今後，高齢者が手術を受ける機会は増加することが予想されるが，高齢者の特性を理解し，中でも術後神経認知障害への対処が重要である．またサルコペニア，フレイル，低栄養，多臓器疾患，多剤服用等，高齢者特有の全身状態を的確に評価しなければならない．重要なのは，予防および早期診断・早期治療であり，術前の患者の状態や機能状態を的確に把握し，改善可能な点は術前から介入することである．そのためにも，多職種連携がより重要となる．また経済的，社会的環境等による治療への影響，さらに退院後の ADL や QOL，リハビリテーションや家族環境等への配慮等，より広い視野からのアプローチが必要となる．高齢者の術後合併症に対して，

今後エビデンスに基づいた最適な周術期医療の構築が期待される．

文　献

1）鈴木　透，小池司朗，山内昌和：Regional Population Projections for Japan：2010-2040．人口問題研究，**69**：88-124，2013.

2）Principles and Practice of Geriatric Surgery. Princ Pract Geriatr Surg, **49**：6221, 2011.

3）千原悦夫：Trends in Ophthalmic Healthcare in the Last 21 Years in Japan．日眼会誌，**123**：745-763，2019.

4）Vann MA, Ogunnaike BO, Joshi GP：Sedation and anesthesia care for ophthalmologic surgery during local/regional anesthesia. Anesthesiology, **107**：502-508, 2007.

5）Tan HL, Chia STX, Nadkarni NV, et al：Frailty and functional decline after emergency abdominal surgery in the elderly：a prospective cohort study. World J Emerg Surg, **14**：62, 2019.

6）Steinmetz J, Christensen KB, Lund T, et al：Long-term consequences of postoperative cognitive dysfunction. Anesthesiology, **110**：548-555, 2009.

7）Kelly DJ, Farrell SM：Physiology and role of intraocular pressure in contemporary anesthesia. Anesth Analg, **126**：1551-1562, 2018.

8）Seet E, Zhang J, Macachor J, et al：Choosing the best supraglottic airway for ophthalmic general anaesthesia：a manikin study. J Clin Monit Comput, **35**：443-447, 2020.

9）Asai T：Complications with supraglottic airways：something to worry about or much ado about nothing? Anesthesiology, **116**：1183-1185, 2012.

10）Nanji KC, Roberto SA, Morley MG, et al：Preventing adverse events in cataract surgery：Recommendations from a Massachusetts expert panel. Anesth Analg, **126**：1537-1547, 2018.

11）Gild WM, Posner KL, Caplan RA, et al：Eye injuries associated with anesthesia. A closed claims analysis. Anesthesiology, **76**：204-208, 1992.

12）Muramatsu T, Isono S, Ishikawa T, et al：Differences of recovery from rocuronium-induced deep paralysis in response to small doses of sugammadex between elderly and nonelderly patients. Anesthesiology, **129**：901-911, 2018.

13）Grocott MPW, Browne JP, Van der Meulen J, et al：The Postoperative Morbidity Survey was validated and used to describe morbidity after major surgery. J Clin Epidemiol, **60**：919-928, 2007.
Summary 遷延する術後合併症が，術後早期死亡率の増加と関連することを示した縦断的観察コホート研究.

14）Miller D, Lewis SR, Pritchard MW, et al：Intravenous versus inhalational maintenance of anaesthesia for postoperative cognitive outcomes in elderly people undergoing non-cardiac surgery. Cochrane database Syst Rev, **8**：CD012317, 2018.

15）Daiello LA, Racine AM, Yun Gou R, et al：Postoperative Delirium and Postoperative Cognitive Dysfunction：Overlap and Divergence. Anesthesiology, **131**：477-491, 2019.

16）Evered L, Silbert B, Knopman DS, et al：Recommendations for the Nomenclature of Cognitive Change Associated with Anaesthesia and Surgery-2018. Anesthesiology, **129**：872-879, 2018.

17）Hosker C, Ward D：Hypoactive delirium. BMJ, **357**：j2047, 2017.

18）Alam A, Hana Z, Jin Z, et al：Surgery, neuroin fl ammation and cognitive impairment. EBioMedicine, **37**：547-556, 2018.
Summary 外科手術と脳内炎症，認知機能障害に関する総説.

19）Zeng H, Li Z, He J, et al：Dexmedetomidine for the prevention of postoperative delirium in elderly patients undergoing noncardiac surgery：A metaanalysis of randomized controlled trials. PLoS One, **14**：1-15, 2019.

20）Plaschke K, Weigand MA, Fricke F, et al：Neuroinflammation：effect of surgical stress compared to anaesthesia and effect of physostigmine. Neurol Res, **38**：397-405, 2016.

21）American Geriatrics Society abstracted clinical practice guideline for postoperative delirium in older adults. J Am Geriatr Soc, **63**：142-150, 2015.

22）Janssen TL, Steyerberg EW, Langenberg JCM, et al：Multimodal prehabilitation to reduce the incidence of delirium and other adverse events in elderly patients undergoing elective major abdominal surgery：An uncontrolled before-and-after study. PLoS One, **14**：1-16, 2019.
Summary 高齢者手術患者におけるプレハビリテーションの効果を示す.

23）Mee-inta O, Zhao ZW, Kuo YM：Physical Exercise Inhibits Inflammation and Microglial Activation. Cells, **8**：691, 2019.

24）Sampson EL, White N, Lord K, et al：Pain, agitation, and behavioural problems in people with dementia admitted to general hospital wards：a longitudinal cohort study. Pain, **156**：675-683, 2015.

25）Bilotta F, Lauretta MP, Borozdina A, et al：Postoperative delirium：risk factors, diagnosis and perioperative care. Minerva Anestesiol, **79**：1066-1076, 2013.

FAXによる注文・住所変更届け

改定：2015年1月

　毎度ご購読いただきましてありがとうございます.

　読者の皆様方に小社の本をより確実にお届けさせていただくために，FAXでのご注文・住所変更届けを受けつけております.　この機会に是非ご利用ください.

◇ご利用方法

　FAX専用注文書・住所変更届けは，そのまま切り離してFAX用紙としてご利用ください.　また，注文の場合手続き終了後，ご購入商品と郵便振替用紙を同封してお送りいたします. **代金が5,000円をこえる場合，代金引換便とさせて頂きます.** その他，申し込み・変更届けの方法は電話，郵便はがきも同様です.

◇代金引換について

　本の代金が5,000円をこえる場合，代金引換とさせて頂きます.　配達員が商品をお届けした際に，現金またはクレジットカード・デビットカードにて代金を配達員にお支払い下さい(本の代金＋消費税＋送料).　(※年間定期購読と同時に5,000円をこえるご注文を頂いた場合は代金引換とはなりません.　郵便振替用紙を同封して発送いたします.　代金後払いという形になります.　送料は定期購読を含むご注文の場合は頂きません)

◇年間定期購読のお申し込みについて

　年間定期購読は，1年分を前金で頂いておりますため，代金引換とはなりません.　郵便振替用紙を本と同封または別送いたします.　送料無料，また何月号からでもお申込み頂けます.

　毎年末，次年度定期購読のご案内をお送りいたしますので，定期購読更新のお手間が非常に少なく済みます.

◇住所変更届けについて

　年間購読をお申し込みされております方は，その期間中お届け先が変更します際，必ずご連絡下さいますようよろしくお願い致します.

◇取消，変更について

　取消，変更につきましては，お早めにFAX，お電話でお知らせ下さい.

　返品は，原則として受けつけておりませんが，返品の場合の郵送料はお客様負担とさせていただきます.　その際は必ず小社へご連絡ください.

◇ご送本について

　ご送本につきましては，ご注文がありましてから約1週間前後とみていただきたいと思います.　お急ぎの方は，ご注文の際にその旨をご記入ください.　至急送らせていただきます.　2〜3日でお手元に届くように手配いたします.

◇個人情報の利用目的

　お客様から収集させていただいた個人情報，ご注文情報は本サービスを提供する目的(本の発送，ご注文内容の確認，問い合わせに対しての回答等)以外には利用することはございません.

　その他，ご不明な点は小社までご連絡ください.

株式会社 全日本病院出版会　〒113-0033 東京都文京区本郷3-16-4-7F
電話03(5689)5989　FAX03(5689)8030　郵便振替口座 00160-9-58753

FAX 専用注文書

年　　月　　日

○印	MB　OCULISTA 5周年記念書籍	定価(税込)	冊数
	すぐに役立つ眼科日常診療のポイント―私はこうしている―	10,450 円	

（本書籍は定期購読には含まれておりません）

○印	MB　OCULISTA	定価(税込)	冊数
	2021 年__月～12 月定期購読(No.__～105：計__冊)(送料弊社負担)		
	2020 年バックナンバーセット(No.82～93：計 12 冊)(送料弊社負担)	41,800 円	
	No.100　オキュラーサーフェス診療の基本と実践	3,300 円	
	No.99　斜視のロジック 系統的診察法	3,300 円	
	No.98　こども眼科外来 はじめの一歩―乳幼児から小児まで―	3,300 円	
	No.97　ICL のここが知りたい―基本から臨床まで―	3,300 円	
	No.96　眼科診療ガイドラインの活用法　増大号	5,500 円	
	No.95　確かめよう！乱視の基礎 見直そう！乱視の診療	3,300 円	
	No.94　達人に学ぶ！最新緑内障手術のコツ	3,300 円	
	No.93　斜視―基本から実践まで―	3,300 円	
	No.84　眼科鑑別診断の勘どころ　増大号	5,500 円	
	No.72　Brush up 眼感染症―診断と治療の温故知新―　増大号	5,500 円	
	No.60　進化する OCT 活用術―基礎から最新まで―　増大号	5,500 円	
	No.48　眼科における薬物療法パーフェクトガイド　増大号	5,500 円	
	その他号数（号数と冊数をご記入ください）　No.		

○印	書籍・雑誌名	定価(税込)	冊数
	美容外科手術―合併症と対策―	22,000 円	
	ここからスタート！眼形成手術の基本手技	8,250 円	
	超アトラス 眼瞼手術―眼科・形成外科の考えるポイント―	10,780 円	
	PEPARS No.171 眼瞼の手術アトラス―手術の流れが見える―　増大号	5,720 円	
	PEPARS No.147 美容医療の安全管理とトラブルシューティング　増大号	5,720 円	

お名前	フリガナ　　　　　　　　　　　　　　　　　　　　　　　　㊞	診療科
ご送付先	〒　　－　　　　□自宅　　□お勤め先	
電話番号		□自宅　　□お勤め先

雑誌・書籍の申し込み合計
5,000 円以上のご注文
は代金引換発送になります

―お問い合わせ先―
㈱全日本病院出版会営業部
電話　03(5689)5989

FAX 03(5689)8030

年　月　日

住 所 変 更 届 け

お名前	フリガナ	
お客様番号		毎回お送りしています封筒のお名前の右上に印字されております8ケタの番号をご記入下さい。
新お届け先	〒　　　　都道 　　　　　府県	
新電話番号	（　　　　）	
変更日付	年　月　日より	月号より
旧お届け先	〒	

※ 年間購読を注文されております雑誌・書籍名に✓を付けて下さい。
　☐ Monthly Book Orthopaedics （月刊誌）
　☐ Monthly Book Derma. （月刊誌）
　☐ 整形外科最小侵襲手術ジャーナル （季刊誌）
　☐ Monthly Book Medical Rehabilitation （月刊誌）
　☐ Monthly Book ENTONI （月刊誌）
　☐ PEPARS （月刊誌）
　☐ Monthly Book OCULISTA （月刊誌）

Monthly Book OCULISTA バックナンバー一覧

2021.7. 現在

通常号 3,000 円＋税　　増大号 5,000 円＋税

各目次等の詳しい内容はホームページ(www.zenniti.com)をご覧ください.

編集主幹：村上　晶　順天堂大学教授	No. 101　編集企画：
高橋　浩　日本医科大学教授	小野浩一　順天堂東京江東高齢者医療
堀　裕一　東邦大学教授	センター先任准教授

Monthly Book OCULISTA　No. 101

2021 年 8 月 15 日発行（毎月 15 日発行）
　　定価は表紙に表示してあります.
　　　　　　　Printed in Japan

発行者　　末 定 広 光
発行所　　株式会社　全日本病院出版会
〒 113-0033 東京都文京区本郷 3 丁目 16 番 4 号 7 階
　　　電話　(03)5689-5989　Fax　(03)5689-8030
　　　郵便振替口座 00160-9-58753
印刷・製本　三報社印刷株式会社　　電話　(03)3637-0005
広告取扱店　㈱メディカルブレーン　電話　(03)3814-5980

Ⓒ ZEN・NIHONBYOIN・SHUPPANKAI, 2021